中医临床问题与策略丛书

肝病临床问题与策略

主　编　徐列明

副主编　赵长青

科学出版社

北　京

内 容 简 介

本书列举了临床应用中医药治疗常见肝病,如急慢性肝炎、脂肪肝、药物性肝损伤、肝硬化及其并发症等过程中碰到的问题。针对这些问题,编委分别根据自己的学术见解和临床经验,对中医理论、治则、治法和治疗过程中的关键点和注意事项等方面做解答,表明各自对配合治疗的摄护措施的观点。

本书具有鲜明的中医药学特点,具有实用性和临床指导意义,非常适合高年级中医临床专业本科生、研究生、接受住院医师规范化培训和专科医师规范化培训的临床医生,以及肝病相关专业的年轻医生阅读和参考。

图书在版编目(CIP)数据

肝病临床问题与策略/徐列明主编. —北京:科学出版社,2019.5
(中医临床问题与策略丛书)
ISBN 978-7-03-061141-3

Ⅰ. ①肝… Ⅱ. ①徐… Ⅲ. ①肝病(中医)-中医临床-经验-中国-现代 Ⅳ. ①R256.5

中国版本图书馆 CIP 数据核字(2019)第 083611 号

责任编辑:陆纯燕 / 责任校对:谭宏宇
责任印制:黄晓鸣 / 封面设计:殷 靓

科学出版社 出版
北京东黄城根北街 16 号
邮政编码:100717
http://www.sciencep.com

南京展望文化发展有限公司排版
广东虎彩云印刷有限公司印刷
科学出版社发行 各地新华书店经销

*

2019 年 5 月第 一 版 开本:B5(720×1000)
2023 年 2 月第七次印刷 印张:10 1/2
字数:164 000
定价:60.00 元
(如有印装质量问题,我社负责调换)

《肝病临床问题与策略》
编辑委员会

主 编

徐列明

副主编

赵长青

编 委

(按姓氏笔画排序)

平 键　肖定洪　吴 眉　张文炜

周 扬　赵长青　徐列明　薛冬英

前　言

我国是肝病大国,病毒性肝炎的发病率数十年来一直排在肝病之首,其中慢性乙型肝炎患者数曾达我国 13 亿人口的 10%。近年来,病毒性肝炎的预防和治疗获得了长足发展,发病率大幅下降。随着人民生活水平的提高和对生活方式科学化的忽视,脂肪肝的发病率已跃居我国肝病的第一位。我国要抛弃"肝病大国"的帽子,任重而道远。

在我国,中医药治疗肝病历史悠久,至今在保护肝细胞、抑制肝脏炎症、修复肝损伤、减轻临床症状和体征方面颇具特色;在抑制肝纤维化形成和逆转肝纤维化、阻滞慢性肝病进展方面,中医药有不可替代的作用;在肝脏恶性肿瘤不具备手术指征的情况下,经适当的中医药治疗,可以延长患者生命,改善生活质量。

然而,在应用中医药治疗肝病过程中,初学的医学生和刚步入肝病领域的年轻医生会有很多困惑,在教科书和肝病专著中难以找到现成的答案。他们迫切地需要带教医生和高年资临床医生答疑解惑,来帮助他们快速掌握中医药治疗肝病的精髓特色和临床有效手段。编者编写了这本《肝病临床问题与策略》,以期能答疑解惑,帮助医学生和年轻医生更好地领会和掌握博大精深的中医肝病理论,更好地参与医疗实践。编者团队先期通过征询临床带教医生,收集了有关中医药治疗肝病的众多问题。例如,如何应用几百年前的中医肝病理论指导现代肝病的治疗? 如何在辨证论治的基础上"辨病"治疗肝纤维化? 药物性肝病,尤其是中药导致的药物性肝损伤,还可以用中医药治疗吗? ……经过对收集的问题细化分解,最后确定了 37 个具有普遍性和临床意义的问题,然后组织高年资临床医生撰写,分工合作解答。

　　本书按照总论和各肝病病种分类编排,将一些理论性的问题和共性的问题编入总论,将各病种特有的问题编入相应病种。其中,脂肪肝在临床分为单纯性脂肪肝、脂肪性肝炎和脂肪肝肝硬化,中医治疗尚处于成长阶段,临床问题不多。本书将有关脂肪肝的问题编入第二章"肝炎",而脂肪肝肝硬化的问题则可参照第三章"肝硬化"。本书体例是先列出题目,然后对题目做相应分析,并进行解答。在同一个问题下,通常由4位高年资医生分别引经据典、引用相关参考文献,阐述自己的观点,做出解答。

　　需要指出的是,本书不同于教科书,不是面面俱到地对某一病证加以系统阐述,而是针对同一问题,由几位高年资医生分别解答。各位解答者既博采众长,引用已公开发表的主流观点或各家观点,并结合自己的实践体会,表述各自的真知灼见。鉴于解答者的年资不同、学术观点和经验不同,以及各自的临床实践经历不同,他们的解答会存在一些对学术理论的理解和治疗用药习惯方面的差异,甚至观点对立,就像中医各家学说是由众多医家的学术观点和经验汇聚而成一样,极具价值。读者在阅读本书时,应当充分思考,不但需掌握解答者们相同的学术观点,更需发现他们不同见解中的独特之处。当读者在用寻常治法治疗肝病药效不逮时,可试用本书介绍的不同治法,或许能另辟蹊径,获得更佳的疗效。因此,本书宜放置读者案头,不时翻阅参考。即使是年资比较高的肝病相关专业医生,对一些临床问题也需要不断钻研和积累经验来修正观点,希望本书对他们也有所帮助。

　　本书经编者团队通力合作,按时完成初稿,又经主编和编委数易其稿,如期付梓。在此,衷心感谢各编委的积极支持和努力,感谢他们对学术孜孜不倦的钻研和对中医肝病方面做出的贡献!

主　编

2018 年 12 月

目　录

前　言

第一章　总论 ……………………………………………………… 001

第一节　肝病理论与基础 ………………………………………… 001

第 1 问　如何理解和实践"见肝之病,知肝传脾,当先实脾"? ……… 001

第 2 问　张锡纯认为"肝气宜升,胆火宜降。然非脾气之上行,则肝气
不升,非胃气之下行,则胆火不降",临证时有哪些常用的配
伍呢? ……………………………………………………… 007

第 3 问　如何根据肝"体阴而用阳"的观点指导肝病用药? ……… 010

第 4 问　为何治疗慢性肝病需重视补肾? ………………………… 015

第 5 问　肝纤维化/肝硬化的中医病机理论和基本治法? ……… 018

第 6 问　柴胡是疏肝要药,但古人云"柴胡劫肝阴",治肝病时该
如何用? …………………………………………………… 022

第 7 问　肝病常用药对有哪些? ………………………………… 025

第 8 问　如何看待中医药调控肝再生? ………………………… 032

第二节　中医肝病证治与摄护 …………………………………… 036

第 9 问　肝病患者为什么经常出现口苦、口干? ………………… 036

第 10 问　为何肝病患者会出现面目黧黑发青? ………………… 038

第 11 问　肝病患者为什么经常出现便秘、腹泻或便秘腹泻交替的
症状?服中药后便泄怎么处理? ……………………… 040

第 12 问　退黄疸用"清利",还是"温补"? ……………………… 043

第 13 问　胆红素偏高、所谓"小黄疸"的患者,常法久治不愈,如何
破解? ……………………………………………………… 047

第 14 问　肝病患者可以服膏方进补吗? ………………………… 049

第 15 问　肝病患者可以锻炼吗? ……………………………………… 054

第二章　肝　炎 ……………………………………………………… 058

第 16 问　急性肝炎该如何用中医药治疗? ………………………… 058

第 17 问　慢性乙型肝炎患者尚无抗病毒指证时,中药怎么治疗?

………………………………………………………………… 062

第 18 问　中医药治疗重型肝炎从哪入手? ………………………… 068

第 19 问　"健脾"还是"化浊"? 脂肪肝的中医治疗策略如何选择?

………………………………………………………………… 074

第 20 问　中医药治疗自身免疫性肝病时该如何用药? …………… 078

第三章　肝硬化 ……………………………………………………… 083

第 21 问　为何须重视抗肝纤维化治疗? …………………………… 083

第 22 问　肝源性糖尿病如何进行中西医结合治疗? ……………… 088

第 23 问　治疗肝硬化腹水,宜"攻"还是宜"补"? 选择的主要原则

是什么? ………………………………………………… 093

第 24 问　治疗肝硬化腹水的常用利尿中药、方剂有哪些? ……… 097

第 25 问　肝硬化、腹腔内肿瘤形成的腹水,都属于中医学"臌胀"的

范畴。此两者在治疗的过程中,有什么区别? ………… 102

第 26 问　肝硬化门静脉高压患者可以用活血化瘀中药吗? ……… 106

第 27 问　中药如何治疗原发性胆汁性胆管炎/肝硬化患者的顽固性

瘙痒症? ………………………………………………… 110

第 28 问　如何从中医学角度理解肝性脑病的发病机制? ………… 115

第 29 问　肝性脑病的中医药治疗? ………………………………… 118

第 30 问　肝硬化患者饮食起居需注意哪些方面? ………………… 122

第 31 问　肝硬化患者,特别是合并肝性脑病患者该如何加强营养、补充

蛋白质? ………………………………………………… 127

第四章　肝癌 ………………………………………………………… 134

第 32 问　肝恶性肿瘤的中医治疗策略,"攻"还是"补"? ………… 134

第 33 问　中药如何延长中晚期肝癌患者的生存期?　……………… 139

第 34 问　恶性肿瘤手术后,肝硬化该如何治?　………………… 142

第五章　药物性肝病　……………………………………………… 147

第 35 问　如何从中医学角度理解药物性肝损伤的发病机制?　…… 147

第 36 问　肝毒性明显的中草药有哪些?　………………………… 150

第 37 问　药物性肝病,尤其是中药导致的药物性肝损伤,还可以用
　　　　　中药治疗吗?　…………………………………………… 154

第一章 总 论

第一节 肝病理论与基础

第 1 问 如何理解和实践"见肝之病,知肝传脾,当先实脾"?

《金匮要略》有"见肝之病,知肝传脾,当先实脾"之说,今日临床应用实脾法治疗肝病确有疗效。后人对"肝病传脾"常从五行相克关系加以阐述。一是因肝木旺盛传脾克土,从已病防传的角度认为实脾非常重要。二是认为土能克水,实脾能抑制肾水;肾水虚弱不能上行济心火,则心火旺盛;火旺刑金,肺金遭伐;结果金不克木,而使肝木调达。从而使实脾为治疗肝虚之法。以上两种解释虽都有道理,但是各有欠缺。实脾法预防肝病传变非常重要,但是为何"实脾则肝自愈"? 实脾可治疗肝虚之证,但是肝木虚而不旺,又如何能够克土传脾? 因此,该如何理解和应用实脾法治疗肝病呢?

【徐列明解答】 "见肝之病,知肝传脾,当先实脾""实脾则肝自愈,此治肝补脾之妙要也",这是先贤张仲景提出的肝病治疗大法。但是这里的肝病,不完全对应于现代的肝病,而且他并未提出实脾治肝病的具体方药。即使后代医家提出的实脾良方,因疾病随着时代、社会的变迁和经济的发展,也不宜照搬用来治疗现代的肝病。我认为实脾的本质是健脾益气。肝藏血,主疏泄。健脾助运可以帮助肝脏调畅气机,缓解肝失条达、肝木旺盛之证候;益气培土更有利于发挥后天之本的功能,补养肝虚之不足。故《金匮要略》指出"肝虚则用此法,实则不在用之"。历代医家在论治肝脏疏泄功能异常病变时,多持肝"阳常有余""有泻无补"的观点,临证多从实证论治,而对肝气虚证则极少谈及。实际上肝脏由阴阳气血组成,必然也有偏盛偏衰之时。早在《灵枢·天年》中就有"五十岁,肝气始衰"的论述。肝气虚的治疗宜用补益肝气之法,益气药中重用黄芪,与健脾益气用药并不相左,因此,实脾的同时也在补肝。

将实脾与克伐肾水联系在一起,有悖于肝肾间的生理联系。在正常生理状态,肝"体阴用阳",病态下肝"阳常有余,阴常不足"。因肝肾同源,肝阴不足常与肾阴虚合称为肝肾阴虚。如果实脾可致肾水亏损,岂不使肝肾阴虚更甚,何以能治肝病?我以为实脾制水之"水",非肾水之谓也,而是指水湿之邪。健脾助运以通调水道,化湿利水有利于退黄疸、消膨胀。因此,我推崇实脾治肝法,以健脾益气为主治疗各种慢性肝病。我以四君子汤加味自拟健脾方为辨证论治的基本方。方中党参、白术、茯苓、甘草健脾益气;重用黄芪、山萸肉共同补益肝气;郁金疏肝、白芍柔肝。

其实,东垣老人在《脾胃论》中讲到:"木郁达之者,盖谓木初失其性,郁于地中,今既开发,行于天上,是发而不郁也,是木复其性也,有余也;有余则兼其所胜,脾土受邪,见之于木郁之发条下,不止此一验也。又厥阴司天,亦风木旺也,厥阴之胜,亦风木旺也,俱是脾胃受邪,见于上条,其说一同。或者不悟木郁达之四字之意,反作木郁治之,重实其实,脾胃又受木制,又复其木,正谓补有余而损不足也。既脾胃之气先已不足,岂不因此而重绝乎。"肝喜升发喜条达,这是木的本性,如升发自如则不郁。"人身有木郁之证者,当开通之,乃可用吐法,以助风木,是木郁则达之之义也。"我的理解是"木郁达之"就是恢复肝木的生理功能。但是木郁一经达之,常常有余,此时肝气可克土传脾。如不明木郁达之的含义,在木郁已达之时还一味升发治之,已受肝木克伐的脾胃进一步受肝气之创,这是犯了"补有余而损不足"的错误。张锡纯认为肝"有时调摄失宜,拂其条达之性,恒至激发其刚果之性而近于横恣,于斯脾胃先当其冲,向之得其助者,至斯反受其损。"(《医学衷中参西录·答刘希文问肝与脾之关系及肝病善作疼之理》)对脾胃之气本已不足的患者,更会加重病情。因此,不论脾胃是否虚弱的患者,治肝当先实脾非常重要。

【赵长青解答】 "肝病传脾"理论是从五行学说推演发展而来。肝,五行属木,通于春气,而春又是四时之首,肝木蕴吾身升生之气,是生、长、化、收、藏的始动环节;脾,五行属土,寄旺于四季,"土爱稼穑"而长养五脏,为后天之本。

《素问·玉机真脏论》:"五脏受气于其所生,传之于其所胜……肝受气于心,传之于脾……"指出了根据五行生克关系,肝病可传脾的传变规律。同时记载了肝病传脾所发的病证"肝传之脾,病名曰脾风,发瘅,腹中热,烦心出黄"。此后,"肝病传脾"理论即被世代传承,并被不断发掘创新。

肝与脾在生理上互相影响:其一,肝为刚脏属木,脾为阴脏属土,五行中有"木克土""土侮木"之说。其二,肝和脾同居腹中膈下,肝与脾经气相互贯通。足厥阴肝经与足太阴脾经同起于大趾,两者在内踝上八寸处交出,经气通过府舍、期门、章门、三阴交、冲门等腧穴相通。肝与胆、脾与胃之经络相互络属,肝脾之经气通过经络相互贯通。其三,脾为后天之本,气血化生之源,脾胃的运化有赖于肝之疏泄、胆汁分泌和排泄的正常。肝为体阴用阳之脏,肝血源于脾,脾胃功能正常,气血生化得到保障,则肝藏血充足,肝体得养。脾胃气机升降正常,则肝之疏泄功能亦随之正常。肝的主疏泄与藏血的生理功能均赖于脾提供的充足营血作为物质基础,有赖于脾胃的气机转枢。肝脾共同在人体的消化吸收、气血运行及水液代谢过程中发挥重要作用。

《灵枢·病传》中明确指出了"肝病传脾"的病理关系。"病先发于肝,三日而之脾,五日而之胃"。药食不慎,也可致肝脾受累。《素问·生气通天论》中论及"味过于酸,肝气以津,脾气乃绝"。马莳亦注云:"味过酸,则肝气津淫,而木盛土亏,脾气以兹而绝矣",他认为偏嗜酸味可导致肝气过亢,同时酸性本收而涩,而肝气欲散不欲收,更不利于肝气之疏泄,久则必横逆乘脾,损伤脾气,以致脾气衰竭。肝病可以传脾,若肝失疏泄,无以助脾之升散,可引起"木不疏土"。唐容川《血证论·脏腑病机论》云:"木之性主于疏泄,食气入胃,全赖肝木之气以疏泄之,而水谷乃化;设肝之清阳不升,则不能疏泄水谷,渗泄中满之症,在所不免。"当肝的疏泄功能异常,不仅能影响脾的升清功能,在上则为眩晕,在下则为飧泄;而且还能影响及胃的降浊功能,在上则为呕逆嗳气,在中则为脘腹胀满疼痛,在下则为便秘。肝的疏泄功能太过与不及皆谓之异常,故肝的实与虚都能影响脾胃之功能。因此,若肝失疏泄,气机不畅,可横逆犯胃克脾,而形成肝胃不和及肝脾失调的病变。反之,若脾失健运,生湿蕴热,熏蒸肝胆,也可影响肝的疏泄功能。称为"土壅木郁"。在血的方面,若脾虚生血不足,则肝无所藏而致肝血虚;肝不藏血,脾不统血,藏统失司,血溢脉外,而见多种血证。

随着"肝病传脾"理论的提出,出现了相应的"肝病实脾"的治法。"肝病实脾"肇始于《难经》。《难经·七十七难》云:"所以治未病者,见肝之病,知肝当传之于脾,故当先实其脾气,无令其受肝之邪,故曰治未病焉",其意为肝病最易传脾,在治肝的同时,先调补脾气,使脾气充实,不受邪侵。张仲景在《金匮要略·脏腑经络先后病脉证》又进一步指出"治未病者,见肝之病,知肝传脾,当先实脾,四季脾旺不受邪,即勿补之;中工不晓相传,见肝之病,不解实脾,惟治肝也"。徐大椿在《难经经释》中注:"补其脾气,则能御肝,不受克贼也",明确地提出"肝病实脾"的治法,防其病邪深入传变。这是对《黄帝内经》"肝病传脾"理论的进一步发展。先贤将"肝病实脾"谓之为上工之举,因为肝木能克伐脾土,如见肝实之病,应认识到肝病最易传脾,在治肝的同时,要注意调补脾脏。补益脾胃,使"脾土不受邪"。盖脾土敦厚,肝木虽旺而弗能克土,则病不传变,这就是治其未病的未病先防。其目的在使脾脏正气充实,防止肝病的蔓延。

慢性肝病(慢性病毒性肝炎、肝硬化等)是我国的多发病之一,属于祖国医学中的"胁痛""黄疸""积聚""臌胀"的范畴,其病势缠绵,病情复杂,病程较长,患者在临床上往往经过慢性肝炎、肝纤维化、肝硬化三个阶段,最终死于各种并发症。慢性肝病、肝硬化患者,虽然病位在肝,但多数患者表现出神疲乏力、纳差腹胀、便溏腹泻、面色萎黄、下肢水肿、慢性失血等一系列脾胃虚弱表现,脾虚是慢性肝病发病的重要因素。治疗慢性肝病,不可只着眼于单纯治肝,而应首先考虑实脾。健脾益气,扶助中州,恢复脾胃功能,可以更有效地保护肝细胞免于损伤,促进肝细胞再生,防止或延缓肝纤维化发展,以及调控,提高免疫功能,截其传变。临床遣方用药也多以健脾益气为主,配合清热化湿、疏肝理气、活血化瘀、补肾等诸法。培土可使脾胃健旺;培土可以抑木,制约肝木太过,以安脾胃于未病之先;培土可复其元气,防止病情迁延,促进病情好转与恢复。

【薛冬英解答】 张仲景依据《素问·玉机真脏论》的"五脏相通,移皆有次,五脏有病,则各传其所胜"的理论,在《金匮要略》中提出"见肝之病,知肝传脾,当先实脾"的治疗原则,是从中医的整体观念出发,阐述人体内脏之间的病理关系及其相应的治疗原则,包含未病先防、已病防传、虚实异治的治未病重要思想。

历代医家对"见肝之病,知肝传脾,当先实脾"有各自不同的见解。清代魏念庭认为:"四时之气始于春,五脏之气始于肝,故先引肝以为之准。五脏之气旺,则资其所生,病则侮其所克。所以肝病必传于脾。"(《金匮要略方论本义》)。清代徐忠可写道:"假如见肝之气病,肝木胜脾土,故知必传脾,而先务实脾,脾未病而先实之。"(《金匮要略论注》)。《医宗金鉴·订正仲景全书》中描述"良医知肝病传脾,见人病肝,先审天时衰旺,次审脾土虚实""上工不但知肝实必传脾虚之病,而且知肝虚不传脾虚,反受肺邪之病……然肝虚则用此法。若肝实则不用此法也"。文中"此法"即实脾而助肝虚之法。《著园医话》有论述"见肝之病,当先顾胃阴"。叶天士《临证指南医案》:"夫木郁土位,古人制肝补脾,升阳散邪,皆理偏就和为治。"

在五行关系中,肝属木,脾(胃)属土,肝主疏泄,脾胃升清降浊,肝木的疏泄是脾(胃)土升降的重要前提。脾胃的升降同样有利于肝气的畅达。肝的疏泄使胆汁有规律地排泄,促进脾(胃)对饮食物的消化吸收;而脾胃运化功能正常,肝之阴血也得以滋养,肝有所藏。肝藏血,脾统血,肝、脾密切合作,维持血液在脉道循行而不溢脉外,使血液随人之动静调节出入、循环往复而不致瘀血。肝主疏泄可疏利三焦,通调水道,脾主运化水湿,两者共同参与机体的水液代谢。生理上肝脾相互依存,病理上相互影响,肝克脾,"木旺乘土"致肝脾不调。若脾气健旺,气血调和,有利于肝病尽快痊愈。反之,中土亏虚,肝失所养,可使肝病加重甚至恶化,即"土壅侮木"。黄元御《四圣心源》说:"脾气升则肝肾亦升,故水木不郁;胃气降,则心肺亦降,故金气不滞。"张锡纯《医学衷中参西录》谓:"欲治肝者,原当升脾降胃,培养中宫,俾中宫气化敦浓,以听肝木之自理,即有时少用理肝之药,亦不过为调理脾胃剂中辅佐之品。""见肝之病,当先实脾,二句,从来解者,谓肝病当传脾,实之所以防其传,如此解法固是,而实不知实脾,即所以理肝也。"所以张仲景的《金匮要略·脏腑经络先后病脉证第一》阐明了"夫治未病者,见肝之病,知肝传脾,当先实脾"的观点,且批评"中工见肝之病不解实脾,惟治肝也"。

"见肝之病"的"肝病",应当包括肝实证、肝虚证、脾病及肝[1~3]。肝实证主要是指抑郁伤肝,肝失疏泄而肝郁气结,气郁化火;暴怒伤肝,肝气太过,肝风内动;湿热或寒湿之邪侵袭肝脏导致肝胆湿热、寒滞肝脉,以及肝郁日久,气郁血瘀。肝虚证主要是指肝血虚,肝阴虚,肝气虚,肝阳虚。张锡纯《医学衷中参西录》云:"人多谓肝木过盛,可克伤脾土,即不能消食,不知肝木过弱,不能疏泄脾土,也不能消食。"脾病及肝主要指脾失运化,气血生化不足和脾不统血,导致出现肝失疏泄、肝失所藏的证候;脾失健运,寒湿或湿热内生,熏蒸肝胆,失于疏泄,胆汁溢于肌肤而成黄疸。故肝实证宜泻肝补脾,肝虚证宜补肝顾脾,虚实异治而未病先防、肝病防传于脾,脾病防及于肝。

参考文献

[1] 李旭君.从"见肝之病,知肝传脾,当先实脾"小议肝病的治疗[J].河南中医,2016,36(3):469,470.

[2] 魏鹏辉,江一平,邓陈英."见肝之病,知肝传脾,当先实脾"之实质[J].时珍国医国药,2015,26(11):2732,2733.

[3] 张建伟,王苹.《金匮要略》"见肝之病,知肝传脾,当先实脾"之管见[J].甘肃中医学院学报,2012,29(1):21-23.

【张文炜解答】 五脏之间疾病的传变是有一定规律的,即"五脏有病则各传其所胜"。肝主升而归属于木,脾主运化而归属于土,存在木克土的关系。正常的"木克土"是维持机体平衡的重要环节,但木太过或土不及,这种平衡就会遭到破坏。木过于强盛,则克土太过,造成土的不足,即"木乘土"。如木本不过于强盛,其克制土的力量也处于正常范围,但由于土自身不足,形成了木克土的力量相对增强,使土更加不足,即"土虚木乘"。

从中医脏腑之间的关系来看,肝、脾两脏关系极为密切。肝病可以传脾,脾病也可以及肝,肝脾两脏在病变上常常互为影响。从临床实际角度来理解,临床上所见病位在肝的患者,在疾病早期,往往表现为腹胀、腹痛、纳呆、便溏、乏力、精神倦怠等脾虚症状,而后才出现胁下胀痛或刺痛、口苦、黄疸等肝病自身的症状。现代医学认为,慢性肝病患者若不能康复,可演变为肝硬化,甚至肝癌,继则出现脾肿大、脾功能亢进、贫血等改变,甚则门脉高压破裂导致消化道大出血。无论是中医学的认识还是现代医学的认识,都充分证实了"见肝之病,知肝传脾"的理论意义。在临床治疗过程中,一方面,肝病患者多数表现为乏力、精神抑郁、胸胁胀满、腹胀腹痛、易便溏,舌质多色淡,舌体胖大有齿印,脉细濡,尺部沉取无力等脾气虚的症状。故在临床拟方施治中,常配以健脾益气的药味,如黄芪、山药、白术等。另一方面,肝病日久,易阻于肝脾之络脉,气机阻滞,瘀血内留,痰浊阻络,致使内积而生,常出现脾肿大及伴随各种出血现象,如鼻衄、牙宣、紫癜等。临床用药常配以疏肝理气、健脾化湿、活血化瘀之药,如佛手柑、新会皮、白云苓、鳖甲、丹参、三七等。因此,在临床上对于肝病的诊疗,需深析古人"见肝之病,治肝传脾,当先实脾"之本意,当深刻参悟其中之道理,以准确指导临床用药。

许多医家认为"实脾"就是补脾,肝病实脾即补益脾胃,使"脾土不受邪"。实际上"实脾"是调补脾脏之意,并不是单纯的"补",而是"调"与"补"的有机结合。"补"是指在脾虚的情况下,采用"甘味"之药健脾补中,加强脾胃生化气血功能,既防病邪入侵,又可资生肝血,使肝有所藏;"调"是指用调和之法,以防脾土壅滞,从而维持脾正常的运化功能,同时改善肝的病理状态。临床上常补之以山药、白术、黄芪、炙甘草等;调之以陈皮、佛手、木香、鸡内金、焦山楂等。临床上对于肝病的治疗应辨别虚实,然虽当异治,固脾则一。这种"实脾法"有利于防止疾病的传变、蔓延,以保护未病之脏腑。

第 2 问 张锡纯认为"肝气宜升,胆火宜降。然非脾气之上行,则肝气不升,非胃气之下行,则胆火不降",临证时有哪些常用的配伍呢?

张锡纯(1860—1933),河北盐山县人。张锡纯先生是我国医学史上最早开展中西医结合的医学大家,是捍卫与发扬中医学的杰出人物,医界称其为"执全国医坛之牛耳者"。他著有《医学衷中参西录》,书中收录了大量的病例及方剂,以及张锡纯先生的评点文章。题目中这句话,出自此书。他是如何以此观点遣方用药的?

【徐列明解答】 张锡纯在《医学衷中参西录·论肝病治法》中的原文是这样的:"《内经》谓:'厥阴不治,求之阳明'。《金匮》谓:'知肝之病,当先实脾。'先圣后圣,其揆如一,此诚为治肝者之不二法门也。惜自汉、唐以还,未有发明其理者。独至黄坤载,深明其理谓:'肝气宜升,胆火宜降。然非脾气之上行,则肝气不升,非胃气之下行,则胆火不降。'旨哉此言,诚窥《内经》《金匮》之精奥矣。由斯观之,欲治肝者,原当升脾降胃,培养中宫,俾中宫气化敦浓,以听肝木之自理。"他强调,从脾胃着手,是治肝病的不二方法,但自汉唐以来机制未明,直到清代的著名医家黄坤载(黄元御)才说清楚了。问题中这段话,其实是张锡纯引用的黄坤载的原话。意肝气的条达有赖于脾气的上行,胆火的下降需要胃气下行的相助。张锡纯解释道,"脾气上行则肝气自随之上升,胃气下行则胆火自随之下降也。又《内经》论厥阴治法,有'调其中气,使之和平'之语。所谓调其中气者,即升脾降胃之谓也。所谓使之和平者,即升脾降胃而肝气自和平也。"他举例张仲景的厥阴治法有吴茱萸汤;由厥阴而推之少阳治法有小柴胡汤。"二方中之人参、半夏、大枣、生姜、甘草,皆调和脾胃之要药也。"他还认为"木能侮土,木亦能疏土也""肝木过弱不能疏通脾土,亦不能消食",脾胃之饮食有赖于肝之相火的腐熟。他推荐用黄芪疏土,"其性温升肝木之性亦温升有同气相求之义,故为补肝之主药"。张锡纯创升降汤,专治肝郁脾虚、胸胁胀满不能食者。原方:野台参(党参)、生黄(黄芪)、白术、广陈皮、川浓朴(厚朴)、生鸡内金、知母、生杭芍(芍药)、桂枝尖、川芎、生姜。

李东垣多用黄芪、升麻、柴胡甘温补益、升阳益气。治脾胃不足,以白术为君,人参、黄芪为臣,甘草、芍药、桑白皮为佐,黄连为使。张锡纯认为"柴胡实亦为阳明胃府之药,而兼治少阳耳。"

以上先贤调和脾胃用药很实用。

我治肝病,亦遵守古训,以调和脾胃为主。多用黄芪、党参、白术、茯苓健脾益气,辅以白芍、陈皮、莱菔子等柔肝理气助运。在此基础上,针对肝脏损伤,加用清热解毒之品,如田基黄、垂盆草、鸡骨草、草河车、茵陈、玉米须、金钱草等,抑制肝脏炎症、降酶退黄;并见有腹水,加用淡渗利水之品,如泽泻、车前子、车前草、葫芦壳、半边莲、平地木等,利尿排水消膨胀。

【薛冬英解答】 张锡纯的这一观点是对《金匮要略》"见肝之病,知肝传脾,当先实脾"的绝妙注语[1]。

对其观点,张锡纯还做了进一步的发挥。张锡纯认为"欲治肝者,原当升脾降胃,培养中宫,俾中宫气化敦浓,以听肝木之自理。即有时少用理肝之药,亦不过为调理脾胃剂中辅助之品。所以然者,五行之土原能包括金、木、水、火四行,人之脾胃属土,其气化之敷布亦能包括金、木、水、火诸脏腑。所以脾气上行则肝气自随之上升,胃气下行则胆火自随之下降也。"

张锡纯为肝郁脾弱而创制了升降汤,为肝郁克土而创制了培脾舒肝汤。

升降汤即小柴胡汤加味而成,该方扶正与祛邪并重,既宣通表里内外,又调理上下升降,使肝气条达,脾胃运化复常。方中柴胡为疏肝解郁之要药,《本草纲目》谓其清肝旺之火;黄芩、黄连苦寒泻火;半夏、代赭石、吴茱萸和胃降逆;党参、甘草补中益气顾护胃气;郁金疏肝解郁,条达肝气;《医学衷中参西录》谓"代赭石即能解制肝木之横逆,又能引胃气下行,走达肠中"。本方寒热并用,攻补兼施,辛升苦降,甘味调和融于一方之中,既清解少阳之郁,又顾护脾胃中气,而使三焦疏达,枢利畅通,脾胃调和。

培脾疏肝汤,升降同施,肝脾并治,以健运脾胃为主,疏肝理气为辅。针对脾气虚弱之本,以黄芪、白术补中益气。少佐柴胡、桂枝升发脾气。针对肝气郁结、气机不畅之标,以厚朴、陈皮、生姜理气降逆,白芍养血柔肝、缓中止痛,生麦芽疏肝理气。张锡纯对疏肝药物的选择独具匠心。张锡纯认为,麦芽为谷之萌芽,其萌芽发生之性,亦与肝同气相求,故能升发、条达肝气。另外,张锡纯主张药物生用,其曰"麦芽生用能生发肝气"。因而对于肝郁不舒之证,喜用生麦芽顺肝木之性以调畅肝气。

参考文献

[1] 李虹,王晓鹤.张锡纯论治肝脾[J].中医药研究,1994,(1):10,11.

【吴眉解答】 张锡纯先生认为,在人身这个小天地中最关键的是气化,其中肝主一身之里,主持气化。首先,肝通过升发元气而施行气化。其次,肝主气化依赖脾胃相助。

在治则治法上,张先生认为,调畅气化以治肝病。调畅气化的关键在于"通":肝虚补之以通,肝实泻之以通,血瘀则活之以通,痰阻则化之以通。气化一通则诸病皆除,如肝虚以黄芪振奋肝气、补益肝气;肝郁以柴胡升举,不任升举,代之以茵陈、生麦芽条畅;若肝郁、肝火,则或培中宫,或佐金平木,皆以条畅气化为要。

张先生认为"肝无补法"是偏见,以肝气虚寒论治,他首创温补肝气之法,独树一帜。"肝气壮旺上达,自不下郁而作疼。至其小便亦通利者,因肾为二便之关,肝气既旺,自能为肾行气也。"当以重用黄芪而补肝,少佐理气或温通之品,以补肝气、振肝阳。黄芪性温,味微甘,能补气兼能升气,善治胸中大气下陷,其补气之功最优,故推为补药之长。

【周扬解答】《素问·六微旨大论》云:"升降出入,无器不有",气机的运动,是脏腑功能活动的主要形式,脏腑间的相互作用,也通过气机的运动来完成。脾胃气机的升降,在人体气机运行中起着枢纽作用。胃气下行,饮食水谷方能纳入;脾气上升,消化后的精微物质才能上输于肺,布散至全身。通过脾胃的升降,共同完成"受纳-腐熟-运化-吸收"这一完整的消化吸收过程。

脾胃之气正常的升降有赖于肝气的疏泄,同样,肝胆之气的升降也需要中焦脾胃之气的调节。调畅中焦脾胃,气机升降正常,有助于肝之疏泄功能正常发挥,再辅以少许疏肝理气之品,往往事半功倍;反之,若只是疏肝而忽视调畅中焦脾胃,则木欲达之而土壅难化,耗伤正气,与病愈无益。

具体运用时可以参照张锡纯自拟升降汤和培脾舒肝汤,白术、黄芪补益脾胃,桂枝、柴胡助脾气上升,陈皮、厚朴助胃气下降,予以麦芽生发肝气。

第 3 问　如何根据肝"体阴而用阳"的观点指导肝病用药?

在正常生理状态下肝"体阴而用阳";在病理状态下肝"阳常有余,阴常不足"。按照"损其有余,补其不足"的治则,柔肝以补肝体,泻肝以制肝用,为临床治疗肝病常用之法。然而,如何具体应用此观点遣方用药?

【张文炜解答】　肝"体阴而用阳"语出于清叶天士《临证指南医案·卷一》。《本草纲目·序》强调指出用药宜以"气味、主治、附方,著其体用也",这便是形成肝"体阴用阳"理论的时代文化背景。很显然肝"体阴用阳"理论的发生是从哲学体系演变衔接于肝脏理论来实现的,这也是中医其他理论体系在应用上的共同特点。"体用"是中国古代哲学范畴,指实体及其作用、功能、属性,或本质与现象,或根据与表现的关系。引入中医学领域,旨在说明脏腑的本体及其与生理功能、生理特性的关系。所谓"体",是指肝的本体;所谓"用",是指肝脏的功能活动。肝为刚脏,以血为体,以气为用。肝为藏血之脏,血属阴,故肝体为阴;肝主疏泄,性喜条达,内寄相火,主升主动,故肝用为阳。肝"体阴用阳""质柔而性刚"。肝脏的体阴质柔与用阳性刚是相互矛盾而又协调统一的。正是由于肝脏拥有"体阴而用阳"的特点,在临床上对于肝病的用药原则尤其要考虑到疏肝而不宜燥肝、保肝而不宜伐肝、平肝息风而不忘滋阴潜阳、滋水涵木之法则。

(1)疏肝平肝理气以平肝阳,多用于治实证或阴虚阳亢等"肝用有余"之证。肝为阳脏,相火极易妄动,常因肝气过盛而致相火盛,凡相火过旺必上升而致头晕、头痛、双目胀痛红赤、耳鸣等。肝性似风,风性易动,有"肝为风脏"之说,多见抽搐、震颤等风动之证。且肝气喜调达恶抑郁,肝气最忌抑郁、横逆或上逆而出现两胁胀痛、头晕、眩晕、恶心等证。若肝失疏泄,气机郁滞,影响三焦气化通利,致使水液代谢障碍而成水肿、臌胀等证。也可出现情致异常而见抑郁、悲伤善忧,影响胆和脾胃,而见口苦、厌食、黄疸、腹部胀满等证。还常有肝气乘脾,肝脾不和、肝气犯胃等证。肝之疏泄失常,可致月经不调、遗精早泄等证。故肝"用阳"为病,应根据临床辨证具体情况选择用药,在临床用药和选配药对治疗肝病时,需注意勿选用性味燥烈之药,多采用性味平和、疏而不燥、滋而不腻之药,如白芍、白术、丹皮、新会皮、决明子、杭菊花、山药、枸杞子等。

(2)滋肝养肝补肝以柔肝阴。肝体之病,以阴虚血亏为多见,肝之藏血不足,称为"肝血虚",如不能滋养于目,则两目昏花干涩、夜盲、易见风流泪;若不能濡养筋脉,则筋脉拘急、屈伸不利、肢体麻木;若不能充盈冲任,则月经量少、闭经,甚至不孕。如肝藏血功能异常或减退可致出血,如咯血、呕血、血崩等。肝之阴虚血亏,肝体失柔,可致肝气升泻太过,致阳亢风动等病变。而且肝体之病,对他脏亦有影响,如心肝血虚、肝脾两虚、肝肾阴虚等证。在临床用药时,要注意把握肝体本身的特点而选择用药,多选用滋肝、柔肝之品,如白芍、枸杞子、旱莲草、桑葚、鳖甲等。

【徐列明解答】 五脏属阴,故肝脏的本体属阴。但是肝的功能属阳,有升发主动的特性。肝病状态下,肝气多被郁结,因肝气不疏引发的症状常见;肝郁日久,可致肝阳上亢;郁而化火,可致肝火上炎。结果阴阳失于平衡而阳盛阴衰,此谓"阳常有余,阴常不足"。我们通过临床观察和实验研究发现,虽然肝硬化发展到后期,肝肾阴虚之证比较常见,但是在慢性肝炎阶段,已有不同程度的阴虚之像,因此,临诊时在疏肝镇肝降肝火时,须注意尽早补益阴津、柔肝涵木。"损其有余,补其不足",是为了重新平衡阴阳,让肝脏恢复正常生理状态。常用滋阴补肝的方剂首推一贯煎。考虑到养阴中药药力相较其他类的中药作用较弱,纠正阴虚之象不易,故临诊用药宜早宜足量。

华岫云批注清代名医叶天士《临证指南医案·肝风》,首提肝"体阴用阳"之说,后代医家引申出"肝虚证"并作拓展性研究。当代名医秦伯未[1]指出:"肝虚证有血亏而体不充的,也有属于气衰而用不强的,包括气、血、阴、阳在内,即肝血虚、肝气虚、肝阴虚、肝阳虚四种……在肝虚证上,只重视血虚而不考虑气虚,显然是不全面的。"肝气通过"主疏泄"的生理特点表现为调畅气机、调和情志、助脾运化,调节胆汁和生殖等各种功能状态。肝气有余,可以导致上述功能失常,而肝气虚则导致疏泄不及,同样可以出现肝失条达的诸般变化。张锡纯在《医学衷中参西录》中论述了肝气虚用药之道:"愚自临证以来,凡遇肝气虚弱不能条达,用一切补肝之药皆不效,重用黄芪为主,而少佐理气之品,服之复杯即见效验,彼谓肝虚无补法者,原非见道之言也。"他由当时解剖发现"肝体木硬""由斯知中医所用柔肝之法,当为对证治疗",并认为"当归、芍药、柏子仁、玄参、枸杞子、阿胶、鳖甲"均可作为柔肝之药选用。

对于"损其有余"的治肝之法,常用不外疏肝、平肝或泻肝。常用药物有柴胡、香附、川楝子、薄荷、钩藤、白蒺藜、天麻、地龙、全蝎、山羊角、龙胆草、夏枯草等。在具体用药方面,要注意不可过度克伐。古有"柴胡劫肝阴"之说,不宜久用柴胡。今发现不少常用治肝病中药具有肝毒性可致肝损伤,应按《中华人民共和国药典》所列剂量运用或慎用。总之,在临床上要注意补肝、适当伐肝。

参考文献

[1] 秦伯未.谦斋医学讲稿[M].上海:上海科学技术出版社,1964:52.

【薛冬英解答】 肝用异常表现为气、火、风、阳四种病理形式,其证候常归纳为实证。而肝体不足则出现肝阴亏虚,肝血不足之证候,常归为虚证。由于肝脏病理上常表现肝阳易亢,肝体易亏的热多寒少的病证特点,临床上辨证治疗肝脏病证既要治肝用,也要补肝体,不能忽视肝体肝用(阴阳)的联系。体阴不足可导致阳用异常,阳用异常亦可导致体阴不足,标实常兼本虚,本虚易伴标实,尤其是慢性迁延性肝病,此种情况更为明显[1]。

临床上肝病常见的胸胁苦满、胁痛、口苦、太息、头痛、眩晕、强痉颐动、筋惕拘挛、麻木等症状,既要辨识其实,也要查知其虚,这些证候肝之阳用异常可以引起,肝之体阴不足也可以出现,所以肝病辨证应遵循阴阳虚实之纲领,分清标本之主次。治疗上肝用异常属实者宜清疏息降而损其有余,体阴不足属虚者当滋补柔养以补不足,虚实夹杂者当合理消补。具体用药时,当理气谨防伤及肝阴,因为理气药大多香燥,有伤阴之弊,用疏肝理气药时,需佐滋养肝阴之品。而破气之药剂,初病体实者尚可用之,久病体虚者当慎之又慎;滋阴不忘疏气,由于补阴之药常有碍气化,临证肝阴不足需补益者,用补阴药的同时,谨记佐以辛温之理气药以防甘味呆补[1]。

《金匮翼》"滑氏补肝散"方论曰:"肝体阴而用阳。此以酸甘补肝体,以辛味补肝用。"尤怡解肝病用药:"肝以阴脏而含升气,以辛补之所以助其用,补用酸者所以益其体"[2]。王旭高《退思集类方歌注》曰:"肝之体阴而用阳,是故养肝之体,必借酸甘,泄肝之用,苦辛为要。"酸味之药可敛护肝阴而补肝体,焦苦之药味能清肝泻肝而治肝用之异常,甘味药物能和肝用而且补其体,辛味之药可散肝之郁滞而舒肝用,临证组方用药时须注意肝病辛、酸、甘、苦、寒、热之药物的配伍特点,酸味药折泻肝用。配伍甘味药缓和肝用,酸甘化阴,又可涵养肝气,收敛升散太过之肝阳;甘味药还具有补益脾胃、和调中气的作用,可以预防肝木戕伐脾土,常用芍药、乌梅、甘草、人参、大枣等药柔肝缓肝,也不可过用酸泻之品而折肝性。配伍时应少佐辛味药以疏肝气,常用一些辛散温润之药,如荆芥、防风、桂枝等。若肝阳化火,当佐辛凉之品,清火散火,克制肝气升发太过,常用薄荷、菊花、牡丹皮等药;同时可以少佐咸寒之品以泻肝火,如泽泻、玄参;亦可用一些苦寒之品直折肝火,如龙胆草、黄芩、黄连、栀子、生大黄,常用方如痛泻要方、龙胆泻肝汤等。若肝阳化火生风,耗伤阴液,或者肝阴本不足,虚热内生,肝风内动,在酸甘、辛凉的基础上,配伍补肾养阴、滋水涵木药物,常用药如生地黄、熟地黄、枸杞子、杜仲、沙参、麦冬、知母、山茱萸、牛膝;化火则佐以辛凉散火之品,如柴胡、薄荷、菊花、牡丹皮、佛手、香橼、枳实、川楝子、生麦芽;生风则佐以重镇潜藏之品,如代赭石、石决明、龙骨、牡蛎、龟板。常用方为大定风珠、镇肝熄风汤,天麻钩藤饮等。若肝用不及,治疗以辛苦温药物为主,佐以酸甘滋阴养血药物。辛温药物可凭其辛散之力而透达肝木之气,顺应其条达之性,常用桂枝、细辛、生姜、吴茱萸、当归等药。苦温药之苦温入心,心火为肝木之子,子能令母实;苦温可助心火、暖脾土补气生血,从而补肝气,助肝阳,生肝血,常用药如苍术、白术、艾叶、炮姜、炒黄连。佐酸甘之品,辛甘化阳,补肝阳;酸甘化阴,肝阴足,体现了张景岳"善补阳者必于阴中求阳,则阳得阴助而生化无穷"的"阴中求阳"思想;甘味之药善补中气,脾土健运,运化升清,滋养肝木,常用甘草、人参、山药、茯苓、芍药、大枣等药,常用方如柴胡疏肝散、逍遥散、桂枝汤、四物汤等[3,4]。

参考文献

[1] 李育霞.从"体阴用阳"看肝病的辨证用药特点[J].现代中医药,2002,3:15,16.
[2] 尤怡.金匮要略心典[M].北京:中国中医药出版社,1992:1.
[3] 汪梦林,刘琳,彭莉莉."肝体阴用阳"思想溯源[J].亚太传统医药,2017,13(20):46,47.
[4] 何流,钱会南.论肝之体阴用阳及临床应用[J].安徽中医药大学学报,2016,35(2):1,2.

【周扬解答】 "体阴用阳"既是对肝生理特性的高度概括,同时又成为指导临床用药的基本法则。任何针对肝的损伤,或影响肝用,或损伤肝体,治疗的目标就是在祛除邪气的同时恢复肝体,以助肝用。

肝病早期多表现肝用失常,肝体受损尚不明显,比较容易治疗。肝失疏泄是肝用失常最常见的类型,具体表现在疏泄太过或不及。肝气疏泄太过,容易出现肝气亢奋,症见急躁易怒、失眠多梦、腹痛腹泻、头晕头胀等。气有余则为火,过胜的肝气容易化火,衍生肝火之证,症见口苦、面红目赤、头痛等。反之,肝气疏泄不及,易导致全身气机郁滞,症见胁肋胀满、胸闷、情绪低落、纳差食少等。针对肝气过甚化火之证,宜清肝、平肝,以消伐过盛的肝气,用药上轻者黄芩清肝即可,重者茵陈、生栀子,更甚者龙胆草苦寒直折其火势;对于肝气郁结、疏泄不及之证,柴胡、八月札等升发肝气之药势在必用。

肝体受损多见于疾病的中后期阶段,由于失治误治,邪气留恋,耗气伤阴,致肝之阴血不足,因肝以阴血为体,阴血不足则肝体失养,肝之功能发挥必然出现障碍。治疗上除了帮助肝恢复其功能外,最主要的还是要养肝之阴血以复肝体,只有阴血充足,功能发挥才能逐渐正常。因此,对于一些慢性肝病的治疗,疏肝理气的同时配合养肝是非常必要的,常用养肝药物如当归、白芍、枸杞子、熟地黄、山茱萸等,或补肝血,或滋肝阴,从不同方面予以补充,使肝木重新焕发生机。

为何治疗慢性肝病需重视补肾？

　　肝病之所以慢性化，主要缘于机体正气亏虚，祛邪不利，导致病情缠绵难愈。扶正补虚有助于慢性肝病的恢复，甚至痊愈。从肾论治慢性肝病已成为临床常用之法，治疗包括慢性肝炎、肝硬化在内的各种慢性肝病，疗效显著。为何治疗慢性肝病须重视补肾？请各抒己见。

　　【周扬解答】　中医学理论体系中，肝、肾两脏之间具有非常密切的联系，主要体现在阴液互养、精血互生、同具相火、藏泄互用等多个方面，两者生理上均以精血为物质基础，而精血又同源于水谷精微，故有肝肾同源之说。病理上，肝、肾两脏又常相互影响，主要表现为水不涵木、子盗母气等，治疗上常肝肾同调，或滋水以涵木，或补肝以养肾。《医宗必读·乙癸同源论》论及于此说："东方之木，无虚不可补，补肾即所以补肝；北方之水，无实不可泻，泻肝即所以泻肾。"

　　正是因为肝、肾之间存在这种密切的联系，我们在治疗肝病时不能只考虑肝，还应该重视肾。肝病之所以慢性化，一方面固然是因为失治误治，致邪气留恋不去；另一方面也与机体正气亏虚，无力祛邪有关。中医所谓的正气，是指人体的正常功能活动，以及对外界环境的适应能力、抗病能力和康复能力。正气充足，人体就不容易为外邪所侵，即使感受外邪，也很容易祛邪外出，迅速痊愈。反之，正气亏虚，不仅容易感受外邪，而且疾病不容易痊愈，甚至因为正气太弱无力抗邪使病情恶化。这是中医独特的发病观，如果用一句话来概括，就是"正气存内，邪不可干""邪之所凑，其气必虚"。

　　肾为人体元气之根本，任何耗伤正气的损伤最后都将累及到肾，出现肾气的匮乏或肾阴的耗伤。对于慢性病毒性肝炎来说也是这样，由于湿热毒邪缠绵难去，湿伤阳气，热耗阴液，如此旷日持久，必然暗耗肾精，即所谓"五脏之真，惟肾为根""五脏之伤，穷必及肾，轻伤肾气，重伤肾阳"。补肾有助于振奋机体正气，加速邪气的祛除，从而获得肝病的痊愈。对于一些中晚期肝硬化、肝癌患者，补肾也同样重要。由于晚期肝病患者肝体受损明显，阴血耗伤较甚,加之一些治疗的因素如使用利尿药,使人体阴液进一步损伤,阴血不足,肝木失去滋养,就会失去生发之机,这肯定不利于肝病的恢复。

【吴眉解答】 对这个问题,我认为,首先,肝肾同源,肝、肾两脏关系密切。肝属木藏血,肾属水藏精,肝木需赖肾水之滋润,肾水肝木相生,实为一源。木乃水生,母实子壮,肝肾生则具生,损则具损。由此可见,肝与肾之关系十分密切。朱丹溪曰:"相火其于人者,寄于肝肾两部。"张景岳曰:"命门为元气之根……脏之阳气,非此不能发。"肾阴滋养肝阴,肾精肝血同源。肝肾既为同根,故应肝肾同治。又两脏同居下焦,经脉皆起于足,循行于下肢内侧,入腹达胸,并有多处交会,经脉相通。肝主疏泄,肾主藏精,相互制约调节,保持藏泄平衡。

此外,王旭高在《西溪书屋夜话录》也中提到的"治肝三十法"之柔肝、养肝、补母、补肝等法中均用补肾之药,如肉苁蓉、生地黄、枸杞子、菟丝子、山萸肉、何首乌、牛膝等。肉苁蓉厚重下降,直入肾脉,温而能润,无燥热之害,能温养精血而通阳气,枸杞子滋补肝肾之阴,生地黄养血补阴,有填精补肾之效,且补而不腻。此类诸药可使"命门火旺,则蒸糟粕而化精微。"在补肾的同时又可充实肝体,即"虚则补其母"之意,从而改善肝、脾之功能,起到补肾而治肝之效。

其次,肝病辗转,久病伤肾。"五脏之真,惟肾为根",而慢性患者多病情缠绵,正气日损,肾精暗耗,所谓"五脏之伤,穷必及肾,轻伤肾气,重伤肾阳。"晚期肝病常以脾肾阳虚、肝肾阴虚为主要矛盾,患者会出现不同程度的神疲乏力、腰膝酸软等肾虚的表现,因此,在治疗慢性肝病时应考虑结合补肾法,从而补其根本,加强疗效。

另外,现代研究显示,慢性乙型肝炎多有免疫功能的低下或紊乱,CD3+和CD4+T淋巴细胞降低,C3、C4水平亦较低下,提示机体正气不足,而人体之元气与正气均来源于肾,可见肾虚是慢性乙型肝炎发病的重要因素之一。

王灵台教授[1]运用"补肾方"治疗慢性乙型病毒型肝炎,可有效减轻患者症状,提高HBeAg转阴率,抑制肝纤维化、肝硬化发生。方中选用巴戟天、甜苁蓉、生地黄、枸杞子等补肾之品,温而不燥,补而不峻。汪敬富[2]用滋肝补肾法治疗肝肾阴虚型慢性乙型肝炎,可通过免疫调控作用起到抗肝纤维化的作用。徐秋英等[3]运用补肾清透法抑制体液免疫的亢进,增强细胞免疫,即可阻断乙型肝炎慢性化进程。刘肆辉等[4]的研究证实补肾健脾中药可通过调节树突状细胞促进 Th1/Th2 的分化提高慢性乙型肝炎的疗效。王萍等[5]发现补肾祛邪法通过对 T 淋巴细胞亚群的影响,上调 IFN－γ、IL－2 水平,可提高慢性乙型肝炎患者免疫功能和抗病毒能力,且在持续到停药半年后由于免疫激活该作用仍可保持较高水平,进而证实了一种滞后的内源性抑毒反应。

因此,在治疗慢性肝病时,应重视对肝肾相互影响的辨证,以期治其本,去其邪。

参考文献

[1] 王灵台,陈建杰,高月求,等.补肾法为主治疗慢性肝病的临床研究[J].中医药通报,2005,4(2):26－31.

[2] 汪敬富.活血利湿补益肝肾法治疗肝硬化的临床及实验研究[D].南京:南京中医药大学,2009:7－9.

[3] 徐秋英,刘亚敏,沈强,等.以"伏邪学说"为指导用补肾清毒法治疗慢性乙型肝炎初探[J].湖南中医杂志,2009,259(2):92,93.

[4] 刘肄辉,张永华.健脾补肾法对拉米夫定治疗慢性乙型肝炎患者外周血树突状细胞调节 Th1/Th2 的影响[J].中国中医药科技,2009,16(5):345,346.

[5] 王萍,孔令强,陈彦文.温阳补肾益气中药影响慢性乙型肝炎患者细胞免疫功能的临床研究[J].中医药学刊,2005,23(6):1037－1039.

【张文炜解答】　治疗慢性肝病需重视"补肾",其根源在于肝肾之间的密切关系。肝在五行属木,肾在五行属水,水能生木。肝主疏泄和藏血,体阴用阳,肾阴能涵养肝阴,使肝阳不致上亢,肝阴又可资助肾阴的再生。在肝阴和肾阴之间,肾阴是主要的,只有肾阴充足,才能维持肝阴与肝阳之间的动态平衡。慢性肝病患者,多肝病日久,肝阴已亏虚,可导致肾阴亏虚而相火上亢。如若肝火太盛可下劫肾阴,而致使肾阴不足;反之,肝病日久,多累及肾阴不足,亦可引起肝阴不足,阴不制阳易致肝阳上亢。肝肾阴阳,息息相通,相互制约,协调平衡。如肾精亏损,可导致肝血不足。反之,肝血不足,也可引起肾精亏损。因此,在疏肝养肝治疗慢性肝病的同时,要尤为重视"补肾",需时时不忘滋肾、固肾之道。

【肖定洪解答】　我们还可以我国常见的慢性乙型肝炎为例,从慢性肝病的基本病机着眼认识这个问题。吴银亚等[1]研究发现,慢性 HBV 携带者的证候在慢性病程中以气虚证为主,HBeAg(＋)与 HBeAg(－)兼夹有湿、热、瘀证的不同,HBeAg(+)者热证居多,而 HBeAg(-)者瘀证居多。对慢性乙型肝炎患者的证候研究发现,肝郁脾虚证、肝肾阴虚证等虚证也是主要证候[2]。张琴等[3]对肝炎后肝硬化患者的证候分析发现,正虚血瘀是肝炎后肝硬化的病机,并将其证候分为肝肾阴虚、湿热内蕴、瘀热内蕴、脾肾气虚、肝郁脾虚等 5 型。上述研究均表明正虚是 HBV 携带者、慢性乙型肝炎、肝硬化患者的主要病机之一。

周扬等[4]对 493 例肝炎、肝硬化患者作临床观察发现,肝肾阴虚、阴虚内热、肝胆湿热、脾虚湿盛、肝气郁结、脾肾阳虚、瘀血阻络是慢性肝病的主要中医证候;肝硬化阶段正虚主要表现为肝肾阴虚。肝肾阴虚是肝硬化本虚标实、瘀虚共存病机中的中心病机,肝肾阴虚证贯穿于慢性肝炎后肝硬化的始终。

参考文献

[1] 吴银亚,谭善忠,沈建军,等.慢性乙型肝炎病毒携带者中医证候分布特点[J].中医药信息,2013,30(5):20-22.
[2] 徐琳,赵瑜,彭景华,等.慢性乙型肝炎常见证候特征的二元 Logistic 回归分析[J].中华中医药杂志,2015,30(5):1780-1783.
[3] 张琴,刘平,章浩伟,等.900 例肝炎后肝硬化中医证候判别模式的研究[J].中国中西医结合杂志,2006(8):694-697.
[4] 周扬,胡鑫才,张华,等.493 例慢性肝炎及肝硬化患者中医证候研究[J].中华中医药杂志,2014,29(12):3798-3801.

第 5 问　肝纤维化/肝硬化的中医病机理论和基本治法?

古人不晓得肝纤维化/肝硬化,因此我们读古典医籍无从参考。今人常根据现代肝脏病学的相关知识,在古籍中套取相似的内容去阐释病机及指导临床实践,不免牵强附会。肝纤维化/肝硬化的中医病机理论和基本治法需要当代中医去研究。

【徐列明解答】　肝纤维化是肝硬化的基本病理变化。各种慢性肝病多通过隐匿发展,由肝纤维化渐变为肝硬化。传统中医学多在疾病出现典型外候后才能辨证,肝硬化被察觉时,往往已伴有并发症。不同的并发症因其典型证候不同,可被分列入虚劳、胁痛、黄疸、癥积、膨胀、出血、昏迷等病证门类,病因病机各有不同,常使临床医生专注于治疗肝硬化并发症之"标",而惑于肝硬化病变之"本"。因而揭示在不同并发症病因病机掩盖之下的肝硬化基本病机,是确立肝硬化中医药治疗方案、提高临床疗效的关键。为此,中医治疗肝硬化开创者王玉润教授从 20 世纪 70 年代末起,带领课题组开展研究,从临床观察和动物实验,分析归纳,提出肝纤维化/肝硬化的病因病机学说。

王玉润教授当年从剖析典型的血吸虫病性肝纤维化(癥积)入手,认定患者主要的临床表现为两胁刺痛、肝脾肿大、面色晦暗、腹壁脉络显露曲张、蜘蛛痣、肝掌、体表或有瘀点、瘀斑、舌质紫暗、舌下脉络紫暗、怒张等,均为瘀血证候,此为实证。据此提出肝纤维化的中医病机与"经遂阻塞,血瘀气滞,血不养肝"有关。又因常见患者有神疲乏力、极易感冒、腰膝酸楚、下肢痿软、舌淡胖或红绛等虚象,继而提出患者具有本虚的特点。故提出"正虚血瘀"是肝纤维化的基本病机的学说。正虚,一是指素体亏虚,联系《活法机要》中指出:"壮人无积,虚人则有之",正气亏虚是肝纤维化形成的内在因素;二是指病久入肾,克伐正气,正气日衰,肝之气血阴津渐显不足。血瘀,一是病因,"津液涩渗,凝血蕴里而不散,积皆成矣(《灵枢·百病始生》)";二是结果,如《读医随笔·承制生化论》所云:"气虚不足以推动血,则血必有瘀。"正虚血瘀互为因果,使肝纤维化不断进展至肝硬化,而肝纤维化形成之初,已有正虚血瘀之象。

然而,"正虚血瘀"病机理论中,"正虚"概念比较宽泛,不利于精准补虚,获取良效。为此我们近年通过对慢性肝病患者细致的观察和随访,发现"正虚"主要表现为脾气虚弱和肝肾阴虚两个方面。在肝纤维化和肝硬化早期,以脾气虚弱为主。随着肝硬化由代偿期向失代偿期发展,虚证由脾气虚弱为主向肝肾阴虚为主转换。因此肝硬化早期应健脾益气、活血化瘀,并应运用于肝硬化全病程;而滋养肝肾的治则治法在患者进入失代偿阶段以前也应施与。

当今中医界,多将肝硬化归于"积",实际上能辨证为积的肝硬化,患者的脾脏肿大已非常明显,病证已属中晚期,此时虚象更为明显。《金匮要略·血痹虚劳病脉证并治》曾言,积证的发生是五脏虚劳病进一步发展的结果。《诸病源候论》进一步明确论述了虚损与癥积之间的病机演化关系,提出癥积总以腑藏虚弱,精髓亏虚为其病机之本,而"血气凝涩"为病机之标。我们经过大量的临床、实验研究,发现具有益气养阴、活血化瘀功效的中药能有效改善肝硬化程度,从以方测证,以效测因的角度进一步提出"虚损生积"的肝硬化病机理论假说。正气虚即肝硬化的"本",应包括气虚与肝肾阴虚两个方面,因肝脏具有体阴而用阳的特点,所以肝肾阴虚更应尽早关注;瘀血则是肝硬化的"标"。肝硬化的治疗应该标本同治,在活血化瘀的同时不能忽略顾护正气。益气养阴是扶正祛邪,调整、恢复脏腑的生理功能、增强机体抵抗力,是为培补正气治本之法;活血化瘀则主要是祛除标实之法。标本兼顾在治疗肝硬化时可以得到更佳的临床疗效。从而证实和完善了肝纤维化/肝硬化的"正虚血瘀"基本病机,为中医药治疗肝纤维化/肝硬化提供了理论学说,并针对基本病机以扶正化瘀为基本治法取得了较好疗效。

【赵长青解答】 虽然肝纤维化的基本证候病机中,"血瘀为积之体(标)、虚损为积之根(本)",但在肝纤维化病变的不同阶段,不同患者可表现为不同的证候类型,常见有肝胆湿热、肝郁脾虚、肝肾阴虚等主要证型。在辨证治疗时,应病证结合,基本治法与辨证论治结合灵活运用[1]。

(1)基本治法:鉴于肝纤维化基本病机为虚损生积,正虚血瘀,正虚主要常表现为气阴两虚;血瘀则主要表现为瘀血阻络。因此,其基本证型为气阴虚损、瘀血阻络。典型表现有疲倦乏力、食欲不振、大便异常、肝区不适或胀或痛、面色晦暗、舌质暗红、舌下静脉曲张、脉弦细等。基本治法为益气养阴、活血化瘀。益气药可选用黄芪9~30 g、白术6~12 g、炙甘草3~6 g等;养阴药可选用生地黄9~30 g、沙参6~12 g、麦冬6~12 g、白芍6~15 g等;活血化瘀药可选用丹参9~15 g、桃仁4.5~9 g、当归6~12 g、赤芍6~15 g、川芎3~9 g等。

(2)主要证型与治法方药:在上述基本证型和基本治法基础上,可结合下述内容辨证用药。

1)肝胆湿热证:口干苦或口臭、胁胀或痛、纳呆、胃脘胀闷、倦怠乏力、皮肤巩膜黄染、大便黏滞秽臭或干结、舌质红、苔黄腻、脉弦数或弦滑数。治法:清热祛湿。代表方药:茵陈蒿汤加味。茵陈9~30 g、栀子6~9 g、制大黄3~9 g、黄芩3~9 g、泽泻6~9 g、车前子(包)9~15 g等。

2)肝郁脾虚证:胁肋胀满疼痛、胸闷善太息、精神抑郁或性情急躁、纳食减少、脘腹痞闷、神疲乏力、面色萎黄、大便不实或溏泻。舌质淡有齿痕、苔白、脉沉弦。治法:疏肝健脾。代表方药:逍遥散加减。柴胡3~9 g、芍药6~

15 g、当归 6~12 g、薄荷 3~6 g、甘草 1.5~9 g、川芎 3~9 g、白术 6~12 g、茯苓 9~15 g 等。

3）肝肾阴虚证：胁肋隐痛，遇劳加重，腰膝酸软，口燥咽干，心中烦热，头晕目眩，失眠多梦，两目干涩。舌质红，苔薄白少津，脉弦细数。治法：滋养肝肾。代表方药：一贯煎加减。北沙参 6~12 g、麦冬 6~12 g、当归 6~12 g、生地黄 9~15 g、枸杞子 6~12 g、山药 15~30 g、山茱萸 6~12 g、丹皮 6~12 g、泽泻 6~9 g、茯苓 9~15 g 等。

参考文献

[1] 中国中西医结合学会肝病专业委员会.肝纤维化中西医结合诊疗指南[J].中华肝脏病杂志,2006,14(11)：866-870.

【张文炜解答】　本病的中医病机特点以气滞、血瘀、痰凝为中心环节，人体正气盛衰为病证形成的关键。发病早期以气滞血瘀，脉络瘀阻，湿邪为患；久病则以肝、脾、肾三脏均受损亏虚为主，气滞、血瘀、湿阻、水停，虚实夹杂互见，病重者可以入络，形成瘀血、癥积，而为顽疾。肝纤维化/肝硬化的基本治法应以"扶正"为主，"祛邪"为辅。注意保肝、养肝而不宜伐肝。并可根据气血的盛衰以扶正，在益气、养阴、补血为主的基础上，酌情配以疏肝理气、活血化瘀、利水渗湿等法。

【肖定洪解答】　肝纤维化/肝硬化的基本病机为正虚血瘀，这是经过多个大样本临床调查证实的[1,2]。据此，治疗上应以补虚化瘀为基本原则，补虚则应重视滋阴补肝肾。扶正化瘀胶囊具有"活血祛瘀，益精养肝"的功效，正是针对肝纤维化"正虚血瘀"的基本病机而研制。临床研究发现，扶正化瘀胶囊能逆转慢性乙型肝炎肝纤维化[3,4]，降低肝硬化食管静脉曲张患者上消化道出血概率[5,6]。新近对 430 例肝硬化患者长达 8 年的回顾性随访研究发现，扶正化瘀胶囊能显著提高患者 5 年生存率，改善患者预后[7]。

参考文献

[1] 张琴,刘平,章浩伟,等.900 例肝炎后肝硬化中医证候判别模式的研究[J].中国中西医结合杂志,2006,(8)：694-697.

[2] 周扬,胡鑫才,张华,等.493 例慢性肝炎及肝硬化患者中医证候研究[J].中华中医药杂志,2014,29(12):3798-3801.

[3] 刘平,胡义扬,刘成,等.扶正化瘀胶囊干预慢性乙型肝炎肝纤维化作用的多中心临床研究[J].中西医结合学报,2003,1(1):89-102.

[4] 胡义扬,刘平,刘成,等.扶正化瘀胶囊抗肝纤维化的适应症和疗效判断的非创伤性指征探讨——50 例慢性乙型肝炎患者治疗前后肝活检资料分析[J].中国中西医结合杂志,2006,26(1):18-22.

[5] Gu J, Zhang Q, Xue D, et al. A randomized controlled study of fuzheng huayu capsule for prevention of esophageal variceal bleeding in patients with liver cirrhosis [J]. Evid Based Complement Alternat Med, 2013, 2013:534960.

[6] 肖定洪,顾杰,蔡虹,等.扶正化瘀胶囊预防肝硬化患者食管静脉曲张破裂出血的随机对照多中心临床研究[J].中华肝脏病杂志,2014,22(8):594-599.

[7] 戈雪婧,赵长青,徐列明.扶正化瘀胶囊对肝硬化患者生存率的影响[J].中华肝脏病杂志,2017,(11):834-840.

第 6 问 柴胡是疏肝要药,但古人云"柴胡劫肝阴",治肝病时该如何用?

"柴胡劫肝阴"之说最早见于明末张鹤腾的《伤暑全书》,后经叶天士、王孟英等医家渲染,致使后世医家对应用柴胡存畏惧之心。如何在理解古人观点的基础上使用好柴胡?

【薛冬英解答】 在温病学派形成之前,医家们对柴胡的认识并无太多异议。如东汉张仲景所著《伤寒论》中用柴胡有 7 方、《金匮要略》中用柴胡也有 7 方。唐代孙思邈《千金要方》中用柴胡有 65 方、《千金翼方》中用柴胡有 35 方,王焘《外台秘要》中用柴胡有 54 方,应用可谓非常广泛。可是自清朝叶天士在《临证指南医案》中提出"柴胡劫肝阴,葛根竭胃汁"之论[1]后,医家们对柴胡的认识开始发生很大的变化。尤其是在温病学派的王孟英也对此理论大肆渲染后,不少医家秉承叶天士之说,形成了"柴胡劫肝阴"之理论[2]。由于叶天士既是温病学派的巨擘,又是治疗杂病颇有独创精神的大家,因此后世不少医家只承不辨,造成柴胡长期不能在临床中应用。叶天士在《临证指南医案》中治疗伤寒病无一剂使用小柴胡汤,柴胡亦不用。叶天士认为"柴胡劫肝阴"，同时提出"大凡目不识丁之医，只有小柴胡一味"，主张用青蒿、茵陈代之，"青蒿减柴胡一等，亦是少阳本药"。暑疟容易伤阴，这可能才是叶天士提出"柴胡劫肝阴，葛根竭胃汁"的真实理由。叶天士有这样的认识，与同时代一些医家大剂量滥用柴胡、葛根是密不可分。叶天士提出此说可能主要是针对滥用柴胡、葛根进行纠偏而说的。

与以上医家不同的是，清代江南名医徐大椿则为持"反对"意见的医家，他用"杜撰"二字驳斥叶氏对于"柴胡劫肝阴"中柴胡副作用的看法。徐大椿曰："余向闻此老治疟，禁用柴胡，耳食之人，相传以为秘法，相戒不用。余以为此乃妄人传说，此老决不至此，今阅此案，无一方用柴胡，乃知此语信然。则此老之离经叛道，真出人意表者矣。"

清代中西汇通医家唐容川认为仲景所用柴胡，当为四川梓潼所产，而不应是北柴胡。叶天士为江苏吴县人，可能其家乡一带的柴胡为伪品，损伤肝阴。唐容川认为"正品柴胡"小量用之则升提，中量则疏肝，大量则退热。而伪品柴胡则损伤肝阴。因为持"柴胡劫肝阴"之论者多为吴中一带的医家，所以赞成唐容川这一推测者较多。张锡纯在《医学衷中参西录》一书中，详细论述了对柴胡的独到认识。他认为柴胡味微苦，性平。禀少阳生发之气，为足少阳主药，而兼治足厥阴。肝气不舒畅者，此能舒之；胆火甚炽盛者，此能散之；至外感在少阳者，又能助其枢转以透膈升出之，故《神农本草经》谓其主寒热，寒热者少阳外感之邪。

如上观点反驳了叶天士所评"大凡目不识丁之医，只有小柴胡一味"，并且更有力地证实了"柴胡劫肝阴"之说的不完全性。

可见"柴胡劫肝阴"之说，是前人对于柴胡的一种误解。对于肝阴不足者，可能会引起阴伤的病变。但没有发生肝阴虚者，应当可以辨证使用柴胡。不能因噎废食，将良药束之高阁[3]。

参考文献

[1] 沈英森,李恩庆,刘正才.叶天士临证指南医案发挥[M].广州:暨南大学出版社,2006:64.

[2] 王孟英.温热经纬[M].北京:人民卫生出版社,2006:213,231,239.

[3] 赵艳玲.浅析柴胡"劫"肝阴[J].中国现代药物应用,2009,3(2):195,196.

【周扬解答】 柴胡劫肝阴之说在中医界颇有争议,有人觉得柴胡性升散,能够升肝气,助肝阳,损伤肝阴,不适合肝肾阴虚的患者;但也有人认为,此说有夸大之嫌,更多的意义在于强调柴胡的升散之性比较强,实际应用中多为配伍使用,只要配伍得当,是不会出现所谓"劫肝阴"的情况的。

事实上,柴胡在临床上应用的非常广泛,或治外感,或治内伤,或调气,或理血,可用于实证,也可用于虚证。以柴胡为主药的小柴胡汤、四逆散、柴胡疏肝散等,因具有良好的疏肝理气功效而成为调肝之主方,为内、外、妇、儿诸科常用。古人应用柴胡,始终注意到柴胡具有轻清、升散和疏泄两个方面的作用。既要充分发挥柴胡的功效,达到治病的目的,又要保护肝脏的阴血不受到耗损,两者都要兼顾。因此,临床上需要用柴胡疏肝解郁时,多配伍白芍酸收柔润,以防止柴胡升散疏泄耗损阴血的弊端,达到疏柔相济,动静结合的目的。

个人以为,肝病中柴胡的应用也应区别对待,不可一概而论。在肝病早期,由于邪气的侵扰,致肝失疏泄,肝用失常,此时肝之阴血耗损尚不明显,选用柴胡疏理肝气,助肝气之升发,短期应用并无顾忌。但对于很多肝病晚期的患者,肝肾阴虚之象已经非常明显,肝用也不及,此时应用柴胡还是要谨慎。如果此阶段肝郁气滞确实较重,柴胡也可以用,但必须配合大量的滋养肝肾之阴的药物,如当归、白芍、枸杞子、生地黄等,以防止其升散之性进一步耗伤肝肾阴液。如果肝气郁滞轻微,大可选用一些柔和的疏理气机药物,如香橼、佛手等,既能疏肝以助肝用,又不至于伤及肝肾之阴。

【肖定洪解答】 我们需了解叶天士"柴胡劫肝阴"一说的本意。王孟英《温热经纬》云:"幼科一见发热,既以柴葛解肌,初不究其因何而发热出也。表热不清,柴葛不撤,虽肝风已动,痉已形,犹以风药相虐,亦不慎乎。此叶氏以有劫阴,竭胃汁之切戒也。"由此可以看出,叶天士提出"柴胡劫肝阴"是指儿科患者温病发热时误用柴胡,易致肝风内动之象。

不同品种的柴胡不可混用。古有北柴胡、南柴胡、银柴胡等的区分,《本草汇言》详细论述了三者之间的区别:"银柴胡、北柴胡、软柴胡,气味虽皆苦寒,而俱入少阳、厥阴,然又别也。银柴胡清热,治阴虚内热也;北柴胡清热,治伤寒邪热也;软柴胡清热,治肝热骨蒸也。其出处生成不同,其形色长短黑白不同,其功用内外两伤主治不同。"可见,肝病时若出现阴虚内热之象,可选择银柴胡清阴虚之热。若在肝病患者出现发热等症时,需分清是否存在阴液耗伤之象。如存在阴液耗伤,尽量减少北柴胡使用。如一定需使用北柴胡清热、疏肝,则需配伍其他药物防治阴液耗伤。

【吴眉解答】 "柴胡劫肝阴"之说首见于张凤逵《治暑全书》[1],清初叶天士在《临证指南医案》引用后,对临床应用影响极大。因暑疟容易伤阴,叶天士针对当时滥用柴胡和葛根治疟的情况纠偏,提出了"柴胡劫肝阴,葛根竭胃汁"的观点,主张用青蒿、茵陈代之。现代药理证明青蒿中所含的青蒿素是治疟的良药。

以柴胡为君的小柴胡汤在中国和日本已被使用了千百年。在过去的文献中,唯一的严重不良事件是局限性肺炎。尽管出现肺炎的百分率相当小,但在广泛使用小柴胡汤治疗严重慢性病的日本是值得注意的。间质性肺炎是使用干扰素治疗的一项副作用,小柴胡汤可能会增强该副作用。干扰素导致中性白细胞在肺部堆集,单用小柴胡汤可能不损伤肺组织,但是它加强了干扰素的影响力[2]。

参考文献

[1] 俞宜年.柴胡劫肝阴说史略——万石斋医话[J].辽宁中医杂志,2008,35(4):608.
[2] Murakami K, Okajima K, Sakata K, et al. A possible mechanism of interstitial pneumonia during interferon therapy with Sho-saiko-to [J]. Japanese Journal of Thoracic Diseases,1995,33(4):389-394.

第7问 肝病常用药对有哪些?

遣方时应用药对是中医临证常用之法,关乎中药的配伍和医生的经验习惯。请介绍治疗肝病时常用的药对。

【平键解答】 药物配伍是中医辨证论治遣方用药的特色,古今许多医家都习惯将两药合用,从而起到协同增效,减少毒副作用,甚至产生与原药各不相同的新作用。因多为两味合用而称为"对药"或者"药对",一般是指临床上在中医理论指导下建立的相对固定的配伍形式,是方剂中最小的组方单位。

但目前也有许多医家将三味药组合应用,亦可列为药对。慢性肝病作为证候病机都较为复杂的一类疾病,临床上也有一些常用药对,在此罗列,供读者参考[1,2]。

柴胡和白芍:柴胡疏肝解郁,和解退热,升举阳气;白芍敛阴养血柔肝。与柴胡合用,以补养肝血,调达肝气,可使柴胡升散而无耗伤阴血之弊。两者配伍,一散一收,疏养并举。主治肝郁气滞等证。

柴胡和黄芩:柴胡疏肝开郁,能条达疏畅气机,有清胆泄热的作用;黄芩清热燥湿,泻火解毒。两药相伍,融疏清升降于一体,既可疏调肝胆之气机,又能清内蕴之湿热。主治肝病初起、湿热毒邪较盛,肝胆郁热之证。

苍术和厚朴:苍术为燥湿运脾要药;厚朴长于行气除满而燥湿。两药共用,既能燥湿运脾,又能行气和胃。主治肝病之脾虚湿盛证。

黄芪和党参:黄芪能补一身之气,兼有升阳、固表止汗、利水消肿的作用;党参补气兼能养血。两者共用,可健脾益气,调补肝肾。主治慢性肝病见脾虚之证。

陈皮和大腹皮:陈皮理气健脾,燥湿化痰,舒畅气机,使水湿流通,胀满消除,"同补药则补,同泻药则泻";大腹皮行气宽中,利水消肿。两药共用,既能利水消肿,又能理气健脾。主治肝病之脾虚水停证。

薏苡仁和山药:薏苡仁利水渗湿消肿,又可健脾;山药为平补脾肾之品,温补而不骤,微香而不燥。两味合用共奏益气健脾利湿之效。主治慢性肝病脾虚湿困之证。

丹参和泽兰:此药对为肝病名家关幼波教授喜用配伍。丹参善于养血活血;泽兰活血通瘀而行水,能够通肝脾之血。两药配伍而用,活血而不伤于血,养血而不逆于血,畅通肝脾血络,化瘀通络。主治肝硬化瘀血阻滞之臌胀,使瘀血去、经络通、小便利。

参考文献

[1] 苏海生.常占杰教授治疗慢性肝病常用药对经验[J].环球中医药,2015, 8(S1):150.

[2] 徐小玉,连建伟.仲景治肝病常用药对探讨[J].中华中医药杂志,2008,(6): 533-536.

【赵长青解答】 补充几个治疗肝病的常用药对。

川芎和郁金：川芎辛散温通，能升能散，为血中之气药，既能活血，又能行气；郁金能行能散，既能活血，又能行气，能清利肝胆湿热。两药配伍，气血并调，共奏理气解郁、活血化瘀之功。郁金之性寒，可制约川芎之温燥。临床可用于症见胁下胀痛或刺痛，面色暗黄，食少腹胀，舌暗，脉沉弦等气滞血瘀证。常用剂量：川芎、郁金 10~15 g。

柴胡、郁金和丹参：柴胡条达肝气，疏肝解郁；郁金既能活血，又能行气，能清利肝胆湿热；丹参功善养血活血祛瘀。三药共同可奏疏肝理气、活血养血、解毒退黄之功效。可用于肝病之气滞血瘀证。常用剂量：柴胡、郁金、丹参 15~20 g。

青皮和陈皮：陈皮长与行气健脾而除湿，以升为主；青皮以降为要，偏于疏肝气分。青皮、陈皮相伍，一升一降，直通上下，既能调肝脾之气机，又可化三焦之湿邪，共奏疏肝健脾，理气除湿之功，以治疗慢性肝病伴胁肋胀痛，胃纳不佳，腹胀等证候。常用剂量：陈皮、青皮 6~10 g。

酸枣仁和川芎：酸枣仁养血补肝，宁心安神。川芎疏肝气、调营血，与酸枣仁配伍，酸收辛散，相反相成，能更好发挥养血调肝之效。治慢性肝病患者，肝血虚所致的虚烦不眠之证。常用剂量：酸枣仁、川芎 10~15 g。

半枝莲和半边莲：半枝莲有清热解毒、利尿消肿的作用；半边莲有利水消肿，解毒的作用。但半枝莲偏于化痰，半边莲偏于利水。肝癌多生长迅速，常压迫阻遏气血津液运行，故多有瘀血、痰湿形成。两药合用，可标本兼治。常用剂量：半枝莲、半边莲 15~30 g。

赤芍和白芍：赤芍能清热凉血、散瘀止痛，入血分；白芍养血柔肝，缓急止痛，入气分。两药一血一气，相须为用。一散一敛，补泻并施，能达调气血，凉血养血、散瘀止痛之功效。对于慢性肝病由气滞血瘀、血不养肝所致的胁痛有良效。常用剂量：赤芍、白芍 15~30 g。

【张文炜解答】 《伤寒论》和《金匮要略》将仲景肝病治法及其用药配伍规律归纳成疏肝、活血、治风、退黄、清肝、温肝、补肝、调和等八个方面。

1. 疏肝

肝性喜条达，最忌郁滞，故疏肝法是治肝病最常用的治法之一。《素问·六元正纪大论》曰："木郁达之。"《素问·脏气法时论》曰："肝欲散，急食辛以散之,以辛补之,以酸泻之。"

(1)柴胡和枳实:柴胡味苦、微辛,性平,入肝、胆经,功能疏肝解郁,升发阳气;枳实味苦、辛、微酸,性微寒,入脾、胃经,善理气解郁,泻热破结。与柴胡为伍,一升一降,加强舒畅气机之功,并奏升清降浊之效。主治肝郁气滞,肝脾不和等证。代表方:四逆散。

(2)柴胡和白芍:柴胡疏肝解郁,和解退热,升举阳气;白芍药味苦、酸,性微寒,入肝、脾经,功能敛阴养血柔肝。与柴胡合用,以补养肝血,调达肝气,可使柴胡升散而无耗伤阴血之弊。两者配伍,一散一收,疏养并举。主治肝郁气滞等证。代表方:四逆散。

(3)枳实和芍药:枳实破气散结;芍药柔肝、缓急、敛阴、和血。两药一散一收,共奏调和肝之气血之效。主治肝气郁结,气血失和证。代表方:四逆散、枳实芍药散。

(4)半夏和厚朴:半夏降逆化痰,下气散结;厚朴下气燥湿除满。两者合用,共奏降气化痰,散结开郁之效。主治:痰气交阻之梅核气。代表方:半夏厚朴汤。

2. 活血

活血法针对肝病瘀血证。用药以活血化瘀药为主,配伍理气、清热、温经散寒、养血滋阴、软坚消癥之品。

(1)当归和川芎:当归补血调经,活血止痛,润肠通便;川芎活血行气,祛风止痛。两药相伍,气血兼顾,共奏养血调经,行气活血,散瘀止痛之功。主治营血虚滞诸证。代表方:温经汤,当归芍药散等。

(2)大黄和桃仁:大黄逐瘀泻热,活血通经,酒煎则活血作用更强;桃仁活血祛瘀,润肠通便,因其性润,故能润燥化瘀,对干血疗效亦佳。两者相须为用,功能破血逐瘀,可使瘀血邪热从下窍而出。代表方:下瘀血汤、桃核承气汤、鳖甲煎丸、大黄䗪虫丸等。

(3)丹皮和芍药:丹皮凉血散血;白芍敛阴养血柔肝。两者相伍,一散一收,消补兼施,对肝之血瘀气滞偏热者尤宜。代表方:桂枝茯苓丸、温经汤、鳖甲煎丸。

(4)桂枝和丹皮:桂枝温经散寒通脉,且能辛散疏肝;丹皮凉血散血。两者一寒一热,相伍则活血化瘀作用增强,尤适宜于瘀血内阻而又寒热错杂之患者。代表方：温经汤、鳖甲煎丸、桂枝茯苓丸。

（5）鳖甲和柴胡：鳖甲软坚、散结、消癥；柴胡疏肝理气。两者一调气，一调血，相伍则活血消癥、疏肝理气之力大增。主治疟母、癥瘕。代表方：鳖甲煎丸。

3. 治风

治风法针对肝风证。肝风有内外之别，外风宜疏散，内风则宜平息。

（1）菊花和防风：菊花疏风清热，平肝潜阳，清肝明目；防风祛风解表，胜湿解痉。菊花、防风配伍则善驱表里之风，张仲景常以此药对来治疗中风证。代表方：侯氏黑散。

（2）龙骨和牡蛎：龙骨镇惊安神，平肝潜阳；牡蛎潜阳滋阴，止汗涩精，软坚化痰。两者相须为用，潜阳滋阴之力大增，主治肝阳亢盛，肝风内动证。代表方：风引汤。

4. 退黄

退黄法针对黄疸。关于黄疸治则，仲景谓："诸病黄家，但利其小便"。

（1）茵陈蒿和栀子：茵陈蒿善清肝胆之热，兼理肝胆之郁，功专除湿清热退黄；栀子泻火除烦，清热利湿，使湿热从小便而去。两者相伍，清热利湿退黄作用大增。主治湿热黄疸证。代表方：茵陈蒿汤。

（2）茵陈蒿和大黄：茵陈蒿功专除湿清热退黄，又可疏利肝胆；大黄通泄瘀热。两药合用，既可使湿热之邪从大便而出，又可利湿热从小便而出。代表方：茵陈蒿汤。

（3）栀子和大黄：栀子泻火除烦，清热利湿，使湿热从小便而去；大黄善通泄瘀热，且能疏肝利胆退黄。两者配伍，则清热利湿退黄之力增。主治湿热黄疸证、里热实证。代表方：栀子大黄汤、茵陈蒿汤。

（4）栀子和黄柏：清热燥湿，泻火解毒。与栀子配伍，则清热利湿退黄之力增。主治湿热黄疸证、里热实证。代表方：栀子柏皮汤、大黄硝石汤。

（5）茵陈和白术：茵陈蒿湿清热退黄，又可疏利肝胆；白术健脾益气，燥湿和中，利尿。两者相伍，利湿退黄作用增强，又仲景云："见肝之病，知肝传脾，当先实脾"，故以白术实其脾。主治湿重于热之黄疸或寒湿黄疸。代表方：茵陈五苓散。

5. 清肝

清肝法主要治疗肝火（热）证，一般采用苦寒直折法，所谓"热者寒之"。

并可根据临证变化配伍疏肝、辛散、养肝、清金、泻心等法。

（1）白头翁和黄连：白头翁清热解毒，凉血止痢；黄连清热燥湿，解毒止痢。两者配伍，相须为用，常用于治疗厥阴热毒痢。代表方：白头翁汤。

（2）白头翁和阿胶：阿胶滋养阴血。与白头翁相伍一补一泻，善治产后血虚肝经湿热下痢。代表方：白头翁加甘草阿胶汤。

（3）赤小豆和当归：赤小豆清热渗湿，解毒排脓；当归活血养血，消肿止痛。两者相合，清补并用，且活血消肿排脓作用大增。主治狐惑病热毒入肝犯目证及下血之近血证。代表方：赤小豆当归散。

另外，退黄法中的茵陈蒿和栀子、茵陈蒿和大黄、栀子和大黄、栀子和黄柏等亦属于清肝药对。

6. 温肝

温肝法针对肝寒证。其治疗遵《黄帝内经》中"寒者热之"的原则。实寒宜温散，虚寒则宜温养。

（1）乌头和白蜜：乌头温里散寒，善治寒疝腹痛；白蜜可解乌头毒，且缓急止痛，并能延长乌头之药效，不至于一发而过。仲景喜以乌头配白蜜治疗寒疝。代表方：大乌头煎、乌头桂枝汤。

（2）吴茱萸和生姜：吴茱萸温肝暖胃散寒，疏肝降逆下气；生姜温中散寒，降逆止呕。两者配伍相须为用，功能温肝暖胃散寒。常用于肝胃阴寒，浊阴上逆证及肝经久寒痼冷。代表方：吴茱萸汤、当归四逆加吴茱萸生姜汤。

（3）吴茱萸和桂枝：吴茱萸温肝散寒，降逆下气；桂枝温经通脉，散寒止痛。两者配伍，相须为用，功能温肝散寒，通经止痛。主治肝经寒凝证，冲任虚寒证。代表方：温经汤。

（4）当归和桂枝：当归补血和血，温通血脉，与桂枝配伍，功能温通血脉，散寒止痛，且当归又能补血，故常用于治疗血虚寒厥证。代表方：当归四逆汤、温经汤。

（5）当归和细辛：细辛能通达三阴经，温经散寒止痛，对表里内外之寒皆能祛之。与当归配伍，功能温通血脉，散寒止痛，且当归又能补血和血，故常用于血虚寒厥证。代表方：当归四逆汤。

7. 补肝

补肝法主要针对肝虚证。经云："虚者补之"，张仲景谓：补用酸，助用焦苦,益用甘味。

（1）干地黄和白芍：干地黄滋阴养血,滋补肝肾。张仲景时代,未有熟地黄之炮制法,故其在应用地黄时,一般滋阴血、补肝肾用干地黄,如薯蓣丸、肾气丸、胶艾汤等;凉血清热用生地黄,如防己地黄汤等。今人滋养阴血、补益肝肾时则每以熟地黄代之;白芍入肝,养血滋阴,柔肝缓急。两药配伍,滋补肝肾,养血滋阴之功显著。主治血虚证、肝肾不足证。代表方：胶艾汤、薯蓣丸等。

（2）干地黄和当归：干地黄功能滋阴养血,滋补肝肾;当归长于补血养肝,和血调经。两药配伍,共奏滋补阴精,养血调经之功,且又能和血,使补而不滞,主治营血虚滞诸证。代表方：胶艾汤、薯蓣丸等。

（3）当归和白芍：当归补血养肝,和血调经;白芍养血滋阴,柔肝缓急。两者合而用之,尤善补肝血,且又能和血,使补而不滞,主治营血虚滞诸证。代表方：胶艾汤、薯蓣丸、温经汤、当归芍药散。

（4）酸枣仁和知母：知母清热除烦,滋阴润燥。酸枣仁偏于补,偏于酸敛,而知母偏于清,两者相伍,补中有清。主治肝心血虚之虚烦不眠证。代表方：酸枣仁汤。

（5）阿胶和艾叶：阿胶养血止血;艾叶温经止血。两者皆为调经安胎,治崩止漏之要药,相伍则功效大增。主治冲任虚损之崩中漏下。代表方：胶艾汤。

（6）阿胶和炙甘草：炙甘草甘而微温,功能健脾益气,缓急止痛,调和诸药,寓培土荣木之意。阿胶和炙甘草一补血,一补气,相伍则气血双补,且止血之力大增。主治冲任虚损之崩中漏下,气血虚弱证。代表方：胶艾汤、白头翁加甘草阿胶汤。

（7）小麦、甘草和大枣：小麦补养肝气和心气;甘草益气健脾,和中缓急;大枣益气和中,润燥缓急。三味合用,具有滋补心肝,缓急和中之效。又三味药均有补脾益气之功,寓培土荣木之意。主治心肝血虚之脏躁。代表方：甘麦大枣汤。

（8）芍药和甘草：白芍柔肝缓急,益阴养血;炙甘草健脾益气,缓急止痛,调和诸药。两者配伍,酸甘化合为阴,滋阴养血功能倍增。主治肝之阴血不足证。代表方：芍药甘草汤、小建中汤、当归芍药散等。

8. 调和

调和法主要针对肝脾(胆胃)不和证。

(1)乌梅和桂枝(肉桂):乌梅安蛔止痛,敛肝生津;桂枝(肉桂)温暖脾胃,又可散肝以助肝用。两者配伍,乌梅酸收,收敛肝气以抑木,桂枝(肉桂)温暖中焦以扶土,且其性辛散,与乌梅相合辛散酸收并举,以使肝气得疏不至于横逆,又不至于耗散肝气,实为治疗肝脾(胆胃)不和的绝妙药对。代表方:乌梅丸。

(2)黄连和桂枝(肉桂):黄连入心泻火,心火清则肝火自平,乃"实则泻子"之法;与桂枝(肉桂)配伍,黄连清肝而桂枝(肉桂)温脾(胃),且桂枝(肉桂)辛散疏肝助肝火向外透发,寒热并用,苦降辛开,实为治疗肝脾不和,寒热错杂证的妙对。代表方:乌梅丸、黄连汤。

(3)黄连和干姜:黄连泻心火而清肝;干姜温中散寒。两者配伍,一清肝,一温脾,为治疗肝脾不和,寒热错杂的常用药对。代表方:乌梅丸、黄连汤。

(4)白术和白芍:白术补脾燥湿以治土虚;白芍柔肝缓急止痛。两者相配,培土中泻木,从而使肝脾调和,是治疗脾虚肝旺之证的常用药对。代表方:当归芍药散。

(5)芍药和炙甘草:白芍酸甘化阴,善柔肝抑肝;炙甘草善健脾益气。两者配伍,则能抑木而扶土,且能缓急止痛,从而使肝脾和调,故善治肝脾不和证,尤其是土虚木贼证。代表方:小建中汤、当归芍药散等。

第 8 问　如何看待中医药调控肝再生?

肝功能衰竭时血清白蛋白含量低下,"胆酶分离",提示肝细胞大量减少。正常肝脏的再生能力很强,病态下肝再生需要药物的调控。促肝细胞生长因子可以促进肝再生,中医药是否也有作用?

【徐列明解答】　有关中医药调控肝再生,湖北省中医院(湖北中医药大学附属医院,湖北省中医药研究院)肝病研究所的李瀚旻教授团队做了大量的研究。李瀚旻教授[1]发现:中医藏象理论中肝应春木,主生发,与现代医学发现的肝脏具有独特的再生能力有惊人的相通之处。但李翰旻教授认为中医学原有的"肝主升发"的藏象概念不能完全反映中医药调控肝再生这一重要科学内容。他在继承《黄帝内经》"髓生肝"理论认识的基础上,揭示干细胞及其组织微环境是"髓本质"的生物学基础,肝干细胞及其组织微环境是肝藏精髓本质的生物学基础,提出"髓失生肝"的病因病机和"补肾生髓成肝"治疗法则等新的理论认识。鉴于肝脏病证的发生、发展过程中存在肝损伤与肝再生失衡机制,中医药广泛用于肝脏病证的治疗,其作用机制可能是多途径、多层次、多系统、多靶点、多时限地调控肝损伤与肝再生失衡。实验研究显示,中医药调控肝再生正是利用肝脏的自然愈合能力使肝损伤得以修复,重建肝脏的结构和功能,具有顺其自然,因势利导,逆转病势,双向调节,安全性高和有效性肯定的特点。通过中医药调控肝再生的作用,不仅可促进和维持正常的肝再生,而且可防止肝再生异常,从而降低肝硬化、肝衰竭、肝癌发生、发展的风险,提高中医药防治肝脏病及其相关病证的能力和水平。目前影响肝干细胞及其组织微环境是重点研究方向,左金丸、一贯煎等经方已在实验研究中显示具有促进干细胞转分化为肝细胞的显著调控作用。然而目前尚未见将中医药调控肝再生作为主要研究内容进行的临床试验,部分临床研究包含中医药调控肝再生的研究内容,但其设计方案不够完善和严谨,所采用的方法学质量和数据处理的可信度均偏低。中医药调控肝再生是前景广阔的防治肝脏病证的策略与方法,已成为新的研究热点,方兴未艾,可以预计,经过不懈的努力研究,中医药调控肝再生的临床治疗策略将不断完善和成熟,其作用机制将不断被揭示。

参考文献

[1] 李翰旻.中医药调控肝再生的基础与临床研究[J].中华中医药学刊,2017, 35(8):1927-1931.

【张文炜解答】 与其他内脏器官相比,肝脏具有更为强大的再生能力,其主要表现为肝细胞的修复与互补功能。但这也是为什么肝脏疾病常延绵不愈,病程日久,且肝癌早期不易被发现的原因之一。正常人在一般情况下,使用不到20%的肝脏功能,因此,即使发生肝脏疾病,早期部分肝功能受损不会对人体有任何影响,一旦觉察,说明肝功能受损已经达到约 80% 以上,往往错过治疗的最佳时机。因此,平日重视保肝、养肝,培养良好的生活习惯尤为重要。

中医药调控肝再生的实质,即为保肝药物在临床肝病中的灵活运用。保肝药的特点是促进受损的肝细胞再生,促进肝细胞修复,保护肝细胞免于损伤或减轻损伤。中医药治疗肝病,有效调控肝再生,恢复肝脏生理功能,是以"保肝、护肝"为本,灵活恰当地运用补气、补阴、补血、补阳之法;在护卫好肝、脾、肾三脏的同时,再结合疾病的表象,配以疏肝理气、活血化瘀、清热利湿等法,以实施"扶正祛邪""攻补兼治"之法则。

【平键解答】 肝再生是指肝脏在急慢性损伤情况下,肝内各种细胞通过细胞增殖、迁移、分化等生物行为以补偿丢失、损伤的肝组织和恢复肝脏生理功能的过程。众所周知,肝脏具有很好的再生能力,肝细胞在肝再生过程中发挥主导和关键作用,具有强大的自我复制能力,同时肝内其他非实质细胞(包括肝星状细胞、库普弗细胞、肝内皮细胞)通过分泌细胞因子等方式参与调节肝细胞再生过程。近年研究还发现一些具有多向分化潜能的干细胞,包括肝内干细胞及骨髓间充质干细胞等肝外干细胞参与肝再生。肝再生的调控不仅是肝脏局部的作用,还涉及人体内动态变化的整体综合效应。由于在各种急慢性肝病尤其是终末期肝细胞大量破坏和功能丧失为主要表现,所以促进肝细胞再生是治疗各类肝病面临的重要问题。

中医药在肝病治疗中应用广泛,疗效较好。有部分实验观察到中药可促进肝细胞增殖,如有报道显示丹参注射液可诱导人肝细胞株增殖[1],异甘草酸镁在一定浓度范围可诱导肝细胞增殖[2],这些均提示中医药可间接或直接促进肝细胞再生。干细胞是近年来再生医学领域的研究热点,中医药对干细胞肝向分化调控也有很好的效果,有文献报道,中医经典方剂一贯煎、左归丸等补肾药物可诱导骨髓间充质干细胞向肝细胞样细胞分化[3];抗肝纤维化有效中成药制剂扶正化瘀复方在体外可诱导人胚胎干细胞向肝细胞分化、成熟和增殖[4],这些均提示中医药在调控肝再生方面具有良好的应用前景。中医药多靶点、多途径、多层次、多系统的作用特点与肝再生调控机制复杂的特点契合,可以推测调控肝再生也是中医药治疗各种肝脏疾病的有效机制之一。

参考文献

[1] 李莜桦,陈裕信.丹参注射液对大鼠部分肝切除后肝脏再生的影响[J].首都医学院学报,1987,8(4):286-290.

[2] 陈尉华,徐中南,陆伦根,等.异甘草酸镁对培养肝细胞增殖影响的实验研究[J].肝脏,2006,11(1):15-17.

[3] 平键,陈红云,周扬,等.一贯煎诱导骨髓间充质干细胞分化为肝细胞样细胞的实验研究[J].中国中西医结合杂志,2014,34(3):348-354.

[4] Chen J, Gao W, Zhou P, et al. Enhancement of hepatocyte differentiation from human embryonic stem cells by Chinese medicine fuzhenghuayu[J]. Sci Rep, 2016, 6: 18841.

【**薛冬英解答**】　肝再生是大部分肝切除或肝损伤后,因肝细胞数量急剧减少,各种反馈信号刺激处于 G_0 期的肝细胞进行增殖,残存肝细胞通过细胞增殖由基本不生长状态转变为快速生长状态,以补偿丢失、损伤的肝组织和恢复肝脏的生理功能。同时,机体可精确感知再生肝的大小,适时停止肝再生。

目前已认识到肝再生调控不仅是肝脏局部的作用,而且是人体内动态变化的整体综合效应,故采用调控肝再生的手段与方法防治肝脏病证时必须坚持整体动态调控的理念,孤立片面的治疗方法往往无法满足多方面和千变万化调控肝再生的需要,疗效有限。中医药由于其多靶点、多途径、多层次、多系统、多时限整体动态微调早调的作用特点满足了调控肝再生多方面和复杂多变的需要,是中医药治疗肝脏病证的重要疗效机制之一,已渐趋形成研究热点[1]。

中医药调控肝再生是前景广阔的防治肝脏病证的策略与方法,已成为新的研究热点,方兴未艾。其中影响肝干细胞及其组织微环境是其重点研究方向之一。中医药调控肝再生防治肝脏病证的临床应用有待在深入研究的基础上重点推进[2]。

参考文献

[1] 李瀚旻.中医再生医学概论[J].中华中医药学刊,2008,26(11):2309-2312.

[2] 李瀚旻.中医药调控肝再生的研究进展及展望[J].世界华人消化杂志,2017,25(15):1338-1344.

第二节　中医肝病证治与摄护

第 9 问　肝病患者为什么经常出现口苦、口干?

　　口苦、口干是肝病患者临床常见的症状之一,其程度有别,轻者仅晨起口苦、口干,重者整日口苦,不胜其烦。如何认识其病机特点?

　　【赵长青解答】　中医之五味有酸、苦、甘、辛、咸,临床上主诉口苦的患者最多,而其中肝病的患者主诉口苦的情况则更为常见。

　　《黄帝内经》里描述口苦有多处,多定位在少阳肝胆,如《素问·痿论》曰:"肝气热,则胆泄口苦。"又《灵枢·四时气》篇曰:"善呕,呕有苦,长太息,心中澹澹,恐人将捕之,邪在胆,逆在胃,胆液泄则口苦,胃气逆则呕苦,故曰呕胆。"也有人认为是心火上炎或定位在阳明的论述。

　　《伤寒论》描述口苦的条文:189 条阳明中风、221 条阳明病和 263 条少阳之为病。《金匮要略》则在描述百合病的证候时提到"口苦"。

　　《黄帝内经》《伤寒论》和《金匮要略》里有关口苦的条文里都涉及少阳病、阳明病及百合心病。但在阳明病和百合病中,口苦均非主证。少阳病的主证"少阳之为病,口苦、咽干、目眩也",显然口苦、咽干是少阳病最主要的特征。肝病患者病位在肝,与足少阳胆经相表里,因此,肝病患者之口苦,多由少阳病所致。肝胆相表里,共主疏泄,性喜条达而恶抑郁,且内寄相火。手少阳三焦总司人体之气化,为水液代谢和相火游行之通道,故少阳为病常出现相火内郁、上炎、气机疏泄失常,以及水液代谢障碍等病理变化。胆汁味苦,口苦为胆气上溢。肝胆之火引起口苦,火又容易伤耗津液,因此,同时口也会发干;或邪郁少阳,郁而化火,气火上扰则口苦,咽干。

　　此外,少阳为病又可波及脾胃,肝火横逆犯胃,致胃火上炎,胃气上逆,可见恶心、呕吐酸苦黄水等症。少阳病兼阳明病时,也会出现阳明之口苦咽干之证。肝气郁结,心情郁闷,也会造成心因性口苦。

　　【周扬解答】　肝病患者出现口苦,多为肝热或胆热。根据《黄帝内经》的阐述,可见口苦的继发病位在胆,而原发病位在肝。因肝病患者容易肝气郁结,郁久则化火,波及于胆,导致胆的功能失调,胆火上炎,或胆气上溢,则发生口苦。

肝病患者口干常见两种原因:一是肝病早期,湿热邪气较甚,困阻中焦,导致脾胃运化失常,水谷精微不能上输,津液得不到布散,故而口干,此种口干并非由于体内真的缺水导致的。所以虽然口干但不欲多饮,治疗上只需运脾化湿即可,不补水而水自来。二是肝病后期,由于肝肾阴虚,体内津液亏乏,失于濡养,是真性缺水。治疗上需大补阴液,酸甘化阴,俟阴充血足,口干方能得到改善。

【张文炜解答】　在临床上,肝脏疾病以下三种情况常常会出现口干、口苦现象:① 肝胆湿热型,这类患者大多常吃辛辣或油炸食物所导致肝胆火旺、湿热内蕴,常表现为口苦口渴,睡眠多梦等症状。② 肝气郁结型,情绪与肝脏之间的关联性是十分密切的,中医学认为怒伤肝,经常发脾气,脾气暴躁的人或焦虑抑郁者可因肝失疏泄而致胆汁排泄不畅,临床常见患者情志不畅、易怒、口苦、口干。女性患者还易出现乳房胀痛、舌淡红或嫩红苔薄白或黄,脉弦细或数。③ 肝脏功能异常,这类人群大多长期熬夜、酗酒、吸烟。这些不良生活习惯慢慢破坏人体肝脏的正常功能,更容易导致酒精肝、肝硬化,此时患者的新陈代谢功能出现紊乱,也会出现口苦、口干等症状。

【肖定洪解答】　总的来说,口干涉及人体津液代谢过程。津液来源于水谷精微,通过胃对饮食物的吸收及小肠分清泌浊,上输于脾;通过脾的转输、肺的肃降和肾的蒸腾气化,以三焦为通道输布全身。在此过程中,肾的作用极其重要。全身津液的输布都需要肾的蒸腾气化、升清降浊得以实现,因此,《素问·逆调论》曰"肾者水脏,主津液"。苦为胆味,口苦在临床常见于邪在少阳及肝胆郁热。

调查发现,临床高达 61.1% 的患者肝硬化患者会出现口干口苦,且其症状常与视物模糊、耳鸣、两目干涩、皮肤痒、性欲减退、腰膝酸软、五心烦热、便秘、脉数等症状共存[1],这是典型的肝肾阴虚证候。而肝肾阴虚证贯穿于慢性肝炎后肝硬化的始终[2]。

参考文献

[1] 张琴,刘平,章浩伟,等.900 例肝炎后肝硬化中医证候判别模式的研究[J].中国中西医结合杂志,2006,(8):694-697.

[2] 周扬,胡鑫才,张华,等.493 例慢性肝炎及肝硬化患者中医证候研究[J].中华中医药杂志,2014,29(12):3798-3801.

第 10 问　为何肝病患者会出现面目黧黑发青?

　　肝病患者面色可异于常人,尤其是一些肝硬化患者面色晦暗黧黑,甚或发青,是何原因?

　　【薛冬英解答】　"面色黧黑"作为临床上的一种常见体征,在中医辨证论治中具有特殊意义。

　　对于黧黑的定义。《辞源》载:"黧,黑色。黧,色黑而黄。"[1]在《中医药常用名词术语辞典》中,对于面色黧黑的释义是"面色黑而晦暗"[2]。故可将面色黧黑释义为一种面色黑中带黄,晦暗无光的病色[3]。

　　肝病,尤其是肝硬化患者,临床上常见黧黑发青。这与肝病的病因病机密切相关。章真如先生著《肝胆论》,其中有一段精辟的描述:"面青为肝病本色,面色黧黑是肝病后期表现,肝病气多郁滞,气滞血瘀,五脏受累,颜面为三阳经集合之处,肝脉与胆经相通,肝胆经脉瘀阻,必然表现于颜面,始则出现青铜色,继而为黧黑色。"[4]一方面,青色即是肝病的本色;另一方面,肝硬化是由肝病进展而来,气血在肝内有郁滞,肝络瘀血阻塞而形成肝硬化。《难经》有云:"手少阴气绝,则脉不通;脉不通,则血不流;血不流,则色泽去;故面色黑如黧,此血先死。"[5]由此可知,面色黧黑与肝硬化的瘀血病机密切相关。

　　肝硬化晚期,"见肝之病,知肝传脾",且久病及肾,临床上多见脾肾阳虚,不能温运。肾属水色黑,"水涸则面黧"。同时,如《周学海医学全书》所言:"心火自衰,寒水侵凌,阳气不伸……其兼证,必面色黧黑,夜寐梦魇。"[6]故肝硬化晚期的阳虚水泛可导致面色黧黑体征的进一步加重。

参考文献

[1] 广东广西湖南河南辞源修订组.辞源[M].北京:商务印书馆出版社,1979;3576.

[2] 李振吉.中医药常用名词术语辞典[M].北京:中国中医药出版社,2001;260.

[3] 唐有瑜,胡镜清,王传池,等."面色黧黑"内涵及诊治探源[J].中国中医基础医学杂志,2016,22(7):895-898.

[4] 章真如.肝胆论[M].武汉:湖北科学技术出版社,1986;105,106.

[5] 秦越人.难经[M].北京：科学技术文献出版社,1996：15.
[6] 周学海.周学海医学全书[M].北京：中国中医药出版社,1999：580.

【平键解答】 肝病面容是慢性肝病特别是肝硬化患者常见的临床表现,其特点是面部皮肤色泽逐渐变暗,黝黑没有光泽,弹性差,皮肤干燥、粗糙,甚至出现"古铜色"面容;有的患者眼圈周围灰暗尤其明显,状如"熊猫眼"。中医学中慢性肝病及肝硬化患者出现面色黧黑,主要是由于肝病及肾,肝肾两虚,气滞血瘀,脉络阻塞。中医学认为暗青色是肝脏的本色。而当肝脏的本色出现在面部时,则说明患者的肝脏病变比较严重。肾病在五色中为黑色,肝病既久,子病及母,累及肾水,肾水不足,肝木复又失养,母能令子虚,肝肾两亏,精血俱损,病邪日深,肾脏久虚,从而显现黑色的肾脏本色,肾精虚衰,导致黑而无光泽。

肝脏主要通过藏血和疏泄情志的功能,对面部皮肤产生影响。肝脏有贮藏血液和调节血流量的作用,因此,肝脏有"人身血库"之称。若肝脏有病,失去藏血功能就会使面部皮肤呈黄色,也就是偏青色而枯槁。若是肝脏疏泄情志的功能失常,则皮肤会出现青色或黄褐斑等症状。

【张文炜解答】 在五色主病的中医理论中,青乃肝病之主色,黑乃肾病之主色。青色内应于肝,为足厥阴肝经之本色,主寒证、疼痛、气滞、血瘀、惊风。患者面见青色,多由寒凝气滞,或痛则不通,或瘀血内阻,或筋脉拘急,使面部气血运行不畅,经脉瘀阻所致。肝胆证候,面上常出现青色。面色青黄（即面色青黄相间,又称苍黄）者,可见于肝郁脾虚患者,多伴见胁下癥积作痛;面青赤而晦暗,多为肝郁化火;面青目赤,多为肝火上炎。黑色内应于肾,为足少阴肾经之本色,主肾虚、寒证、水饮、血瘀。肾为水脏,黑为阴寒水盛之色。肾阳虚衰,水饮不化,阴寒内盛,血失温养,经脉拘急,气血不畅,均可见患者面色发黑。面色黧黑,肌肤甲错者,多由血瘀日久所致。

【肖定洪解答】 慢性肝病患者,尤其是终末期肝病患者,常出现面部色泽变黑,呈青灰色,晦暗无光泽,即肝病面容。据调查,发现高达 45.67% 的患者肝硬化患者会出现面色晦暗[1]。

肝病面容常与肝功能不全程度一致,是色素沉着、贫血及血氧饱和度下降和黄疸的综合表现。产生面目黧黑发青的肝病面容的现代医学机制有以下几个方面:第一,肝病时,肝脏的解毒灭活能力降低,内分泌代谢紊乱,雌激素增多,皮肤内的硫氢基对酪氨酸酶的抑制减弱,酪氨酸酶变成黑色素的量增多,沉积皮内,使皮肤变黑。第二,肝病患者的交感神经抑制黑色素生成的作用减弱,促使黑色素生成增多,色素进入皮肤,出现面色黧黑。第三,慢性肝病继发肾上腺皮质功能减退,也可引起皮肤发黑。

值得临床医生关注的是,栀子入药口服也可能导致部分患者面目黧黑发青。栀子是退黄疸要药,参与茵陈蒿汤、栀子柏皮汤组方,常用于治疗湿热黄疸。我们在临床发现,部分慢性肝病患者和肝硬化患者,服用含栀子汤剂后,面色变得黧黑发青,停用栀子后面色可逐渐恢复如常。

参考文献

[1] 张琴,刘平,章浩伟,等.900例肝炎后肝硬化中医证候判别模式的研究[J].中国中西医结合杂志,2006(8):694-697.

第 11 问 **肝病患者为什么经常出现便秘、腹泻或便秘腹泻交替的症状? 服中药后便泄怎么处理?**

大便不正常是许多肝病患者的证候之一,更有些患者服中药后即便泄,致使不愿服中药。发生大便异常的原因是什么? 如何调理?

【赵长青解答】 肝病患者经常出现便秘、腹泻或便秘腹泻交替的症状,当责之于肝、脾,为肝病及脾,肝脾同病。基本病机为肝失疏泄,脾胃受损,肠道功能失司,病位在肠,肝气郁结,脾失健运是关键,肝脾失调是其主要原因。

(1)肝脾失调引起便秘。肝性喜条达,主疏泄,调畅气机,有助于六腑的通降。脾胃为运化水谷之海,脾主运化,胃主和降,胃与肠相连,水谷人口,经脾的运化输布,胃的腐熟收纳,最后将糟粕转输于大肠。若肝气郁结,则腑气不通,气滞不行,则大肠不畅而致便秘。唐宗海在《金匮要略浅注补正》云:"肝主疏泄大便,肝气既逆,则不疏泄,故大便难。"肝病传脾,脾虚失运,糟粕内停可致便秘。

（2）肝脾失调引起腹泻。张介宾《类经》云："木强则侮土，故善泄也。"当肝气太旺，疏泄功能失常，气机横逆，可乘犯脾土，导致脾胃气机紊乱，所谓"木旺乘土"，致脾运失职，小肠无以分清泌浊，则发生腹痛、泄泻等症。如肝木并不过于亢盛，但若脾胃虚弱不足，亦易受肝气戕伐，使脾土更为虚衰，此属"土虚木乘"。肝病日久必定伤及肝气，肝气虚可导致脾气衰败，饮食物不能正常消化吸收，气血化生无源。日久又可及肝，致肝血不足。张锡纯在《医学衷中参西录》中说："人多谓肝木过盛，可以克伤脾土，即不能消食；不知肝木过弱，不能疏通脾土，亦不能消食。"

此外，肝郁脾虚是引起肝病患者腹泻与便秘交替的主要病机。无论先有肝郁，还是先有脾虚，两者总是先后发生，相互影响。肝郁克土太过，可导致脾虚；素体脾胃虚弱，肝木又会反侮。最终都形成肝郁脾虚共存的现象。治以疏肝健脾为主。

【周扬解答】　浊阴不降，而成便秘，清气在下，则生腹泻，两者的发生本身就说明机体气机的升降出现了紊乱，而全身气机的运行都有赖于肝气的调节，唯有肝正常疏泄，清气上升、浊阴下行，大便才能保持正常的状态。

肝病患者或因外邪侵扰，或因情志影响，容易出现疏泄失职，肝气郁结，腑气不畅，传导失常，故大便秘结，欲便不得。此外，肝病后期，阴血耗伤，肠道失润，大便排出困难，以致秘结不通。

至于为什么肝病患者反复腹泻？个人以为，常因肝失调达，横逆侮脾，脾失健运之能，清浊混下而成泄泻。

对于服中药后出现大便次数增多的情况我们要仔细分析，一方面可能是因为部分中药本身具有滑肠之弊，如生地黄、玄参、金银花等，处方之前我们要详细询问患者既往大便情况，如果平素大便次数就偏多，质地也较稀，这些药物我们就尽量避免使用。另一方面，可能与患者脾胃功能偏弱有关，针对这部分患者，我们在常规辨证治疗的同时一定要时时顾护脾胃，应用白术、苍术、山药等具有健脾益胃功效的药物。若脾阳不振，除避免过用苦寒之外，炮姜、干姜等温振脾阳的药物也可以考虑。

【张文炜解答】　肝病患者出现这类症状，此乃"肝脾不和"的病理表现。其病因病机常由多种因素而致肝失疏泄，久郁伤肝，或饮食失调，劳倦伤脾等引起。肝脏的疏泄功能与脾脏的运化功能之间是相互影响的。脾的运化,有赖于肝的疏泄,肝疏泄功能正常,则脾运化功能健旺;若肝失疏泄,就会影响到脾的运化,导致"肝脾不和"的现象发生。如肝失疏泄导致脾失健运者,称木横侮土,若脾失健运,气滞湿阻,而影响肝气疏泄者,则称为土壅侮木。如若肝失疏泄,肝气郁结,气郁火旺偏盛者,多以便秘为主;若肝失疏泄,气机阻滞,脾失健运,多出现泄泻便溏;若病程日久肝郁脾虚,脾胃失健,脾虚尤甚者,则常常出现便秘、腹泻交替的症状。

服用中药后,若出现便泄的现象,一般患者在数日后可自行缓解,药宜饭后温服;若久泄者,可适当调整用药,加强健脾益气、化湿止泻、淡渗利湿的药物,假以时日,待脾运化正常,清气得升则浊气始降,切勿收敛止涩,闭门留寇。

【平键解答】 慢性肝病患者多有肝郁脾虚之证,或失于运化,或气机不畅,大肠腑气不畅,推动无力而发便秘,又因脾虚,或日久伤肾,易受饮食、情志或外邪所伤,从而导致腹泻,临床可见便秘和腹泻交替出现。

现代医学认为引起肝病患者便秘的原因主要包括肝病引起消化系统功能紊乱;饮食失衡,特别是过度服用补品引起的便秘;情绪紧张或焦虑引起的自主神经失常,胃肠道蠕动延迟等。一般来讲,肝病伴随腹泻更为多见,多与肝病患者消化不良、胆汁生成减少、肠道菌群紊乱、肠道蠕动过快、神经精神因素、门静脉高压所致肠黏膜充血等因素有关。

有些患者服用中药后,大便次数增多,甚至腹泻,该如何处理呢?

首先判断是否为正常现象。如果患者证候属于湿热较重者,服用清热解毒祛湿中药有可能导致大便次数增多,属于正常现象,可使湿热之邪从大便而去。对于一些脂肪肝患者,仅体检异常,无明显临床症状,在服用决明子、制何首乌、泽泻、山楂、桃仁等降脂中药时,会出现大便次数增多现象,一般患者可耐受,可以不予处理,或可减少具有通便作用的药物用量。

其次应排除服药方法不当的因素。肝病患者脾胃多虚,如空腹服药,或服用凉药均有可能引起腹泻,一般建议患者饭后半小时服药,并应将药加热温服,且服药期间不可贪凉饮冷。

最后排除用药不当的因素。肝病患者多脾虚,日久可累及肾虚,常可见虚实夹杂证候,如用药偏于攻下或寒凉,则有可能导致患者腹泻。临证时则需辨清证候虚实,酌情减少寒凉药物,适当加用温中、固涩和收敛中药,祛邪同时不忘时时顾护脾胃。

第12问　退黄疸用"清利",还是"温补"?

> 黄疸分为阳黄和阴黄,用药"清利"或"温补"自当明了。然临床证候变化多端,黄疸之阴阳有时难以划分,"清利""温补"无从选择。愿闻要点。

【薛冬英解答】　黄疸在祖国医学中是一个独立的病证,与西医所述黄疸意义相同,大体相当于西医学中肝细胞性黄疸、阻塞性黄疸、溶血性黄疸,临床上以肝细胞性黄疸居多[1]。

中医学对黄疸的认识可谓源远流长。《黄帝内经》对其症状、病因、病机等已有许多论述,见于《素问·玉机真脏论》《灵枢·论疾诊尺》《灵枢·经脉》等篇中。张仲景的《伤寒论》和《金匮要略》论述了黄疸的理法方药,时至今日仍然指导临床。宋、元、明、清历代医家各有发挥,渐成系统并不断完善。从宋代开始中医把黄疸分为阴黄和阳黄,至今根深蒂固,影响深远[2]。成于元代的"阳黄"和"阴黄"辨证论治体系沿袭至今,仍指导于临床。一般而言,阳黄宜采用"清利"为主治法,阴黄宜以"温补"为主施治。然而随着时代的变迁和医学的发展,中医学对于黄疸的认识,从病因、病名、分类,乃至证治、方药等诸方面,都发生了深刻的变化。以传统的"阳黄""阴黄"理论,来辨分阳黄、阴黄存在的局限性。

在临床中,有时候明确区分阴黄、阳黄确实非常困难,这本身源于阴阳的相对性,何况阴阳在一定的条件下可相互转化[3]。如一个素体脾虚的患者,罹患急性黄疸型肝炎,其色既不如橘色鲜明,又不像烟熏样晦暗,口苦且干,便溏,舌体胖,色暗淡,苔黄腻,此患者既有湿热又有脾虚血瘀,该属阴黄,还是阳黄? 又如,急性黄疸型肝炎患者黄疸日久不退,颜色由鲜转暗,身不热,口不渴,该属阴黄,还是阳黄? 在临床上,慢性肝炎急性活动,面黄而晦暗,应属"阴黄",仍常用茵陈、虎杖等药清利湿热而获效,如属误治又何以获效? 而急性肝炎黄疸鲜明如橘子色,久用清热利湿不退,常加桂枝、干姜而获效,此又当何解?[1]

有观点[4]早就告诫"灿灿橘子色,并非尽阳黄",认为"阳黄阴黄的辨证,应以是否出现阳明证或太阴证来判定。换句话说,辨证要点是证候的出现,而不是黄色如何""黄疸型肝炎阳黄阴黄之分,主要在证候,而不是依据黄色的鲜与晦"。也有专家指出:"古人将湿热阳黄中湿偏重者亦列入阴黄范畴,实际上湿偏重者是介于阳黄与阴黄之间的一个过渡证型,湿偏重者本身可以逐渐发展为阴黄,若治疗失当,则可加快向阴黄转化。"[5]因此,退黄疸用"清利"还是"温补",当通过仔细辨证来选择。

参考文献
[1] 程志文.论黄疸不必分阴阳[J].浙江中西医结合杂志,2007,17(4):221.
[2] 周仲波.中医内科学[M].第2版.北京:中国中医药出版社,2007:264.
[3] 杨菊.中医药治疗黄疸研究进展[J].河南中医,2010,30(2):205-207.
[4] 俞长荣.灿灿橘子色,并非尽阳黄[J].中国乡村医生杂志,1999,13(8):36,37.
[5] 史广宇,单书健.当代名医临症精华·肝炎硬化专辑[M].北京:中医古籍出版社,1998,10:34.

【赵长青解答】 《金匮要略·黄疸》云:"黄家所得,从湿得之"。此明确指出黄疸病的形成,关键是湿邪为患。黄疸病邪关键虽在于湿,但也夹杂着瘀、热、火、虚。病位可涉及肝、胆、脾、肾等脏腑。针对"湿邪"治疗,是黄疸治疗的关键。湿在上者宜汗法,湿在下者宜利小便,湿在中者宜健脾化湿。

《景岳全书·杂证谟·黄疸》曰:"阳黄证因湿多成热,热则生黄,此即所谓湿热证也。"此时,"清利"是治疗的关键,热重于湿者,多用茵陈蒿汤、栀子柏皮汤、大柴胡汤等;湿重于热者,多用茵陈五苓散等治疗。

《景岳全书·黄疸》又曰:"阴黄证,则全非湿热,而总由气血之败",提出"但宜调补心、脾、肾之虚以培气血,血气复则黄必尽退"的治疗理论。采用调治心脾、补养气血、温肾等温补法,配合清利湿邪,从而达扶正并祛邪之目的,多用茵陈术附汤和茵陈四逆汤起到温化利湿退黄作用。

湿本阴邪,其性黏滞,缠绵难祛,其性类水,最易阻遏气机,损伤阳气,湿胜则阳微。《证治汇补·卷之三·外体门·黄疸》云："黄疸属脾胃,不可骤用凉药伤胃,必佐之以甘温、君之淡渗,则湿易除而热易解。若纯用寒凉,重伤脾肾,轻则呕哕下利,重则喘满腹胀。"虽然黄疸属湿热者众,治当清热利湿,但仍须注意阳气的护持,即使湿热阻滞,仍可少量伍以官桂、炮姜、附子等辛温之品升发脾阳,鼓舞胃气,启肾阳以发越脾阳。有些患者病初可能湿热较盛,可用清热利湿之法治疗,随着病情进展,黄疸可由阳黄向阴黄转化,此时除见舌红苔黄、大便不爽等湿热证候表现,还可以出现脉细缓等中阳被遏、鼓动无力的表现。故此在祛湿化浊治疗的同时,还当加用温药以鼓舞中阳,俟中阳得运,湿浊得化,瘀热得清,诸症自愈。有些患者症见黄色鲜明如橘,辨属阳黄之证,但又可表现出神倦、肢肿、便溏、脉沉细等脾肾阳虚、水湿不化之象。此乃正虚邪实,寒热错杂之证。此时,脾肾阳虚为本,湿热瘀阻为标,治疗当扶正祛邪、标本兼顾,可大胆运用回阳要药如附子、干姜等温补脾肾,辅以化湿利尿、清热解毒、活血祛瘀之品,诸药合用,共收全功。

临证必须审证求因,不可拘泥于湿热而妄用苦寒,也不可受黄疸色泽鲜明似阳黄之标象而迷惑,当从本论治,若患者素有寒湿、或阳虚,治疗时要兼顾温化。但温阳药多性燥,也易伤阴助热,临床上只可投一二味药,且用量宜小,中病即止。

由于临床上患者的病情不一,诸证相兼,因此,在针对"湿邪"所致的黄疸时,不能一见黄疸就妄投清热苦寒之剂,而应按中医基本理论客观辨证,确立正确的治疗原则,该清则清,该温则温,该补则补,阴阳寒热兼顾,唯此才能获得理想疗效。

【平键解答】 黄疸多是由于感受湿热疫毒或寒湿之邪、酒食不节、劳倦内伤等原因,导致脾、胃、肝、胆功能失调,湿热蕴蒸、寒湿阻遏,以及气机郁滞,胆失疏泄,胆液不循常道,随血泛溢肌肤而发病,其病机关键是湿邪为患。

阳黄多因湿热之邪阻滞引起,临证应辨清湿重于热和热重于湿两种证候,治疗上按《金匮要略》中提出的"诸病黄家,但利其小便",多以清热利湿为主要治法,即"清利"退黄,临证更可选用大黄、车前子,清热通降,淡渗利湿,使湿热之邪从二便排出。

阴黄多因寒湿所致,既有外感寒湿之邪,亦有因脾阳虚弱,运化无力,内生湿邪。治疗多以温中散寒,补气健脾为主要治则,即"温补"退黄,临证时除选用党参、白术等补气健脾药,亦可加用菟丝子、肉苁蓉等温肾助阳之品。

急黄多由感受时邪疫毒所致,发病急,进展快,可迅速表现为热入营血,扰动神窍,甚至热邪内陷心包的急症,治疗宜在清利湿热基础上,合用解毒凉血开窍之法,因此,某种角度上讲,也可属于"清利"退黄。

综上所述,"清利"退黄多用于治疗阳黄、急黄,"温补"退黄主要用于治疗阴黄。各型黄疸临床表现多样而又相似,在一定条件下又可相互转化,临证应把握要点,辨清证型,才能选择适当治法。

【徐列明解答】 中医学将以目黄为主,伴有身黄和尿黄的一类证候称之为黄疸,与西医诊断学的黄疸并无二致。一般以病程较短,黄色鲜明称为阳黄,属于热证、实证,虽有热重于湿或湿重于热之分,但用药总以清热利湿为主;临床以病程较长,黄色晦暗称为阴黄,属于寒证、虚证,当以温中健脾化湿为法施治。还有一种阴黄,因瘀血停积、胆汁运行受阻而发病,病久体衰,亦有脾虚,属于虚实夹杂,治以活血化瘀为主,兼以健脾。然而,阳黄迁延不愈或过用苦寒药物可以损伤脾阳而转为阴黄;阴黄如过用燥热之品施治或重感外邪,湿热内蒸,亦可转为阳黄。在阳黄和阴黄相互转化过程中,虚实交织一起,阴阳最是难辨,以清利为主还是温补为主难以定夺。有医者将此种介于典型阳黄和阴黄之间的黄疸称为"介黄"或"阴阳黄",也以健脾温阳为主要治法取得疗效。

笔者临床所治,多为慢性肝病。根据我们对肝纤维化/肝硬化"正虚血瘀"病机的认识,患者多有脾气虚弱之象,随着病程延长,肝肾阴虚显现和逐渐为主,而瘀血阻络贯穿始终,真正属于脾肾阳虚者并不多见。我比较赞成"黄疸不必分阴阳"的观点,退黄疸用"清利"还是"温补",应视患者证候所属而定,或同用,或各有侧重,有时宜养阴代替温补。但化湿和活血是不能少的。昔著名中医肝病大家关幼波先生有治黄三法:① 治黄必治血,血行黄自却;② 治黄需解毒,毒解黄易除;③ 治黄要治痰,痰化黄易散[1]。可见他治黄疸也不专事"清利"或"温补"。

参考文献

[1] 李鸿钧.关幼波治黄三法举隅[J].北京中医杂志,1991,(5):3,4.

第 13 问 胆红素偏高、所谓"小黄疸"的患者,常法久治不愈,如何破解?

中医对"黄疸"的认识由来已久,内容全面而深入。首分阴阳,细究湿热,这是临床治疗"黄疸病"的一般策略,一些急性肝炎导致的黄疸如法辨治,常能取得满意的疗效。但对于慢性肝病后期出现的总胆红素不太高的所谓"小黄疸",如果仅按照阳黄、阴黄进行辨证论治,似显不够,往往胆红素难以下降。如何认识这种"小黄疸"的病机? 在湿热或寒湿之外还有其他因素吗? 治疗上如何守正出奇?

【赵长青解答】 黄疸之病邪关键在于湿,但也夹杂着瘀、热、火、虚等因素。尤其在病程后期,经过清化湿热或温化寒湿等治疗后,其病因也不只是湿热或寒湿,还涉及虚(脾虚、肾虚)、血瘀、气滞等,其病位也不只局限在肝胆,还可以涉及脾、肾等脏腑。

脾虚:宜健脾。《灵枢·经脉》曰:"脾所生病者……溏瘕泄,水闭,黄疸。"说明黄疸的形成与脾、胃有关。清·林佩琴在《类证治裁》中明确提出:"瘅久不愈当补脾",认为慢性黄疸,健脾益气具有重要意义。张仲景治疗黄疸,虽然强调湿热,但也提到无湿无热的"虚黄",治之以温中补虚的小建中汤。张景岳则在《景岳全书·杂证谟·黄疸》中提出"宜调心调脾肾之虚以培血气,血气复则黄必退"。

血瘀:宜活血化瘀。张仲景云"瘀热在里,身必发黄"。慢性肝病后期存在的"小黄疸"迁延不愈,也常和瘀血相关。用现代医学的观点来看,黄疸的形成也与肝脏组织血液循环障碍有关。患急性肝炎后由于病变组织的微循环障碍,肝脏功能损害,使肝细胞摄取、结合、排泄胆红素的能力减弱,胆红素滞留于血液内。此外,由于肝细胞肿胀,汇管区细胞浸润及水肿等因素,使胆汁漏出,胆栓形成而产生不同程度的黄疸等,这些均为瘀血的微观体现,也是应用活血化瘀药物治疗黄疸的现代病理学依据。运用活血化瘀药,不仅可加快黄疸消退,还有利于肿大的肝脾缩小,有助于肝功能复常,缓解肝、脾区的疼痛。

肾黄:宜补肾。《黄帝内经》注意到黄疸与肾的关系,《灵枢·经脉》曰:"肾所生病者,……黄疸肠澼。"说明黄疸的形成,也可与肾有关。宋·王怀隐

《太平圣惠方》一书明确提出"肾黄"概念："肾黄者，面色青黄，腰背疼痛，耳中飕飕，百般声响，脚膝无力，多睡呕逆，不能下食，悲而不乐。若两脚浮肿，齿黑如大豆者，难治。"在黄疸病后期，肾之阴阳两虚证很常见的。《太平圣惠方》还提出的治肾黄处方附子散方，可供临床参考。处方如附子五分，干姜一分，生干地黄二两。"小黄疸"患者，迁延不愈时，亦当辨肾虚与否而治之。

肝疸：宜疏肝理气。清·钱镜湖在《辨证奇闻·五疸门》："开肝气之郁而佐之分散湿热之剂，则黄疸自愈矣。"他提出"肝疸"这一概念，指出肝疸形成于"肝气之郁"。因肝气郁结，气机失调，则会影响胆汁的分泌和排泄，可导致脾胃的消化吸收障碍，出现黄疸。正因为肝失疏泄导致胆汁外溢，治疗时则必须注意疏肝利胆。

我认为，这与治疗急性期黄疸一般以清利或温化不同，"小黄疸"者常已不存在明显的寒热偏盛，黄疸虽然渐退，但仍然迁延反复，此时患者多表现为脾、肾脏腑功能的虚损，气机失调和瘀血阻滞，针对此种情况，可采用健脾补肾，疏肝理气，活血化瘀等方法，扶正理气祛瘀，缓缓图之，不宜再过度清化湿热或温阳化湿。

【周扬解答】　自张仲景始，历代中医对黄疸的认识日益深入而全面，关键病机是湿邪作祟，在主要证型上分为湿热与寒湿两大类，创制了一系列治疗黄疸有效的方药，至今仍广泛用于临床。但问题是，一些慢性肝病患者长期总胆红素偏高，也就是常说的"小黄疸"，临床上按照湿热与寒湿进行辨治，采用茵陈蒿汤或茵陈五苓散加减治疗，很难达到使总胆红素水平逐渐恢复至正常水平的效果。

个人以为，要解决"小黄疸"的问题，首先得对它的病机有全面而深入的认识，不能只停留于湿热寒湿这一层面上。在这一点上，中医肝病大家关幼波先生关于黄疸的辨治经验值得我们借鉴。关老认为，无黄治气，有黄治血，黄疸的治疗除了要常规考虑湿热与寒湿的分别，还要注重活血、化痰、解毒，即"治黄必活血，血行黄易却；治黄需解毒，毒解黄易除；治黄要化痰，痰化黄易散"。黄疸或为外感湿热疫毒，或为湿热内蕴，日久酿毒，湿热夹毒胶固难解，瘀阻血脉而发病。湿热邪盛助其毒势，毒盛湿热鸱张，两者成为互助之势。毒邪不去，湿热难解，黄疸难消，故退黄必解毒。黄疸为湿热瘀阻血脉而成，病在血分，故治黄当从治血入手，活血凉血。湿郁化热，热煎液成痰，痰阻血络，血液瘀滞,而致痰瘀互结,气机阻滞,脉道不通使黄疸加重,故治黄必化痰,化痰又当结合理气、活血之法。

【薛冬英解答】 临床上各种慢性肝病可因气虚或气滞、热伤阴血、湿热或寒湿内阻等导致血行不畅,脉络瘀阻,疏泄失职而黄疸经久不退。《金匮要略》云:"脾色必黄,瘀热以行。"提示血分瘀热也是黄疸病机之一。唐容川《金匮要略浅注补正》中指出:"一个瘀字,便见黄皆发于血分,……脾为太阴湿土,主统血,热陷血分,脾湿郁遏,乃发为黄。"《医学心悟》提出:"瘀血发黄,亦湿热所致。瘀血与积热熏蒸,故见黄色也。"因此,临床治以清热利湿和温化寒湿外,当加用理气活血化瘀的方药,如逍遥散、柴胡疏肝散、血府逐瘀汤、膈下逐瘀汤、鳖甲煎丸和柴胡、郁金、香附、大黄、丹参、桃仁、当归等。

【吴眉解答】 黄疸主要是由"湿热疫毒"等外邪引起,脾、胃、肝、胆功能失调,胆液不循常道,随血泛溢引起的以目黄、身黄、尿黄为主要表现的肝胆病症[1]。其发生是一个复杂的过程,病位在肝,肝失疏泄,胆汁外溢发为黄疸;病因在脾,脾运化失司,湿热困脾致黄疸;其根本在肾,肾气虚弱,正气不足难以驱邪外出,黄疸难愈。黄疸早期可根据病情重在清热利湿、疏肝利胆为主,中期可调补中焦、行气活血为主,后期以滋补肝肾、健脾活血为主。黄疸病情复杂,多有内因、外因交结,使黄疸更难以治疗[2]。

此外,在临床运用中,根据久病必瘀,黄疸日久时可化瘀,可考虑加用活血化瘀之品(改善肝脏微循环),此外,邪久不化入络,可试用虫类药借其走窜之力,入络去邪。

参考文献
[1] 汪靖成.黄疸采用中医治疗的临床效果观察[J].中国伤残医学,2012,20(9):76-79.
[2] 廉亚男,谭善忠.黄疸之中医脏腑论治[J].江苏中医,2016,48(2):11-14.

第14问 肝病患者可以服膏方进补吗?

冬至进补膏方已深入人心,不少肝病患者也有此要求,但又怕加重肝脏负担。肝病患者可以服膏方补益肝脏吗?

【赵长青解答】 利用冬令之季进补,可以提高人的体质,让来年有个健壮的身体。中医膏方是冬令进补的常用手段之一,功用可涵盖补益气、血、阴、阳等方面,适用于慢性病患者、亚健康人群、老年人等。慢性肝病患者也需要膏方调理,原因如下。

(1)肝脏是人体重要的"化工厂",糖、脂肪、蛋白质、激素等众多物质的代谢与合成均在肝脏进行。中医也认为,肝主筋,为罢极之本,即肝脏损失会导致筋软人疲。大多数慢性肝病患者具有乏力疲惫、精神不济等"虚"症的表现,因而需要"虚则补之"。

(2)慢性肝病具有"慢性肝炎→肝硬化→肝癌"发展的特点,在这一过程中,邪气不断耗伤正气,"虚损"成为重要病变特征。积极调肝补虚,有助于防止慢性肝病向肝硬化等的发展。

(3)"肝体阴而用阳",其内在实体基础为藏在体内的阴血精液,极易耗伤。所以,即使尚没有明显疲乏等功能减退的外在表现,也要积极保养肝脏的阴津,此所谓滋肝体以保肝用。

虽说伴有慢性虚损的肝病患者适合在冬季服用膏方调治,但是并非所有肝病患者都适合膏方。肝病患者的膏方治疗,还是需要注意以下几点。

1)药物均需肝脏代谢,如患者处于明显的肝病活动期,肝功能已明显不正常,此时服用膏方反而会加重肝脏负担。

2)不可整料膏方全用滋补之药味。膏方处方与汤药处方道理一样,也需要辨证论治,因人而异。药物过于滋腻,会妨碍机体的消化吸收,或产生其他副作用,处方时需要配合清化、理气等药物。此外,肝病病机往往涉及多个方面,处方用药需要注意辨病与辨证、调气与理血、补肾与养肝、健脾与疏肝等多种关系,以使机体精气充沛、肝脏气血平和。

3)有明显的腹胀恶心,口臭,舌红,苔厚腻,小便黄赤等症的"湿重"患者,其体内湿热较甚时,不宜初始就服用膏方。滋补之药易生湿热,此时服用易助湿生热,适得其反。可以在服用膏方前服用一段时间"开路方",调理好脾、胃功能,使滋补之药能够充分吸收运化。在正式膏方治疗时,也要避免使用红参、桂圆、附子、肉桂、淫羊藿、鹿茸等补阳气的药物。

4)在膏方治疗期间,要继续治疗基础疾病,不能因为用膏而停止原患疾病的长期规律用药,如降血压、抗病毒等的治疗。

5）有药物性肝损害史,对中西药物有特异性过敏体质的患者,不建议服用膏方。膏方多由 20~40 味药物,根据君、臣、佐、使,配伍成一剂复方,相对一般的汤药治疗的方剂,具有药味多、服用时间长的特点,其组成成分及代谢产物更为复杂,有可能会造成患者的特异性反应,故不建议该类患者使用。

【张文炜解答】 笔者认为慢性肝病患者尤其适合选用膏方进补的方式进行治疗。在中医传统剂型中"汤者荡也,丸者缓也,膏者补也"。但对"补"者的理解应全面准确,不应完全拘泥于狭义的"补"。正如在临床肝病患者的治疗中,不宜全部采用补益药物。可取"补"之用意,施以膏方的剂型形式,合理配药,选用补而不腻,补中有泻,补泻同施之配伍方法。如果运用得当,既适合肝病者其"体阴用阳"的特性,又适宜于肝病病程日久的患者,方便长期服用。

肝病患者运用膏方进行调养,有以下几点好处:① 可以有效促进病毒转阴。服抗病毒药物且肝功能正常、无论是否达到 HBeAg 血清学转换的乙型肝炎患者,都可以选择膏方辅助治疗;对于 HBV-DNA 阳性的乙型肝炎病毒携带者,他们肝功能一直正常,从西医角度来说不需要治疗,但这部分人群若平时容易疲劳,晚上睡眠又不好,则也比较适合膏方调养。笔者发现通过 2~3 年膏方调养后,患者精力可明显较前改善,感冒次数减少,有的患者还可出现病毒学阴转。因此,合适的时机进行膏方调养,不但能强健身体,而且对疾病有一定的治疗作用。② 膏方可以促进脂肪代谢。脂肪肝患者往往因气虚导致脾不健运代谢异常,进而发生脂肪肝,甚至代谢综合征。很多人疑虑脂肪肝患者服用膏方后,会不会加重脂肪肝? 其实脂肪肝中部分人群是合适服用膏方的。膏方可以起到调节体质,促进代谢的作用,包括脂质代谢,可使气血调达,阴阳平和。但宜选择清补,采用一些素膏来收膏,不会加重脂肪肝。相反,合理的膏方调补能促进脂肪代谢,配合饮食和运动,可以治愈脂肪肝。但是痰湿为重的脂肪肝患者,不太适合服膏方。

同时,在服膏方时,需知道合理的服用方法,才有利于发挥药物的最佳疗效。① 忌生冷、油腻辛辣不易消化,以及有较强刺激性的食物,以免妨碍脾胃消化功能,影响膏剂的吸收;② 服膏时不宜饮浓茶,含有人参的膏方忌食萝卜,含有何首乌的膏方要忌猪、羊血及铁剂,且不能与牛奶同服。因为其中含钙、磷、铁,易与滋补药中有机物质发生化学反应,而生成难溶解稳定的化合物,致使牛奶与药物的有效成分均受破坏,甚至产生不良反应;③ 部分进补者在服用过程中可能会出现一些不适症状,如发生感冒、发热咳嗽多痰或其他急性疾病时应暂停服用。若服用膏剂时发生恶心、呕吐、厌食、腹泻等胃肠道疾病时应暂停服用,若症状严重,应及时就医。

【吴眉解答】 我认为需谨慎对慢性肝病患者处与膏方,此类患者肝脏储备功能差,服用膏方可加重肝脏负担,反而进一步损伤肝功能。另外,慢性肝病患者往往消化功能较差,不宜使用大量补药,如过于进补,常常"碍胃",导致食欲不振。如果患者病情稳定、肝功能基本正常、食欲良好,可在"不虚不补"的原则下辨证论治,适当组合膏方。

王育群教授认为[1],膏方治疗慢性肝病,扶正祛邪法应贯穿始终。慢性肝病患者多有气虚血瘀表现,可见疲乏、肝区隐痛、纳差、失眠、衄血等症状,比较适宜秋冬膏方调补治疗。慢性肝病患者常伴有湿热内蕴征象,如脉弦滑,舌质偏红或暗红,舌苔偏腻等证候,王育群教授在补虚同时常加用清热解毒、健脾化湿中药,正所谓湿热清、邪毒去,则正气复来。

膏方中含有大剂量滋腻药物,易影响脾胃的运化功能,尤其慢性病毒性肝炎和脂肪肝患者,素体热毒和痰湿偏重,再遇滋补药物则湿热更盛;此外,膏方进补一般是秋冬季节,药物大多温热,若治疗不当,外束的风寒、热性药物、体内湿热邪毒三者相结合,极易导致"寒包火",不利于身体恢复。因此,补虚的同时需要泻实,以达到阴阳平衡。

施维群教授认为[2],肝病慢性发展过程中,以肝郁脾虚证多见。临床上慢性肝病患者常见胁肋隐痛、腹部胀满、体倦乏力、纳呆便溏等症。膏方多含胶糖厚腻之品,脾胃素虚者不易克化,久服可增加胃脘胀闷不适感,因此,顾护脾胃之气,用药宜通补兼施、升降相宜、补而不滞,使受纳之人能顺利服完膏方。施维群教授常用痛泻方或柴胡疏肝散合四君子汤或二陈汤加减应用,喜用炒白术、太子参、山药、佛手片、茯苓、炒鸡内金、炒枳壳、厚朴花等益气健脾、消食导滞之品。对于慢性乙型肝炎患者可加用白花蛇舌草、叶下珠、墨旱莲之品。

此外,现代研究表明,肝脏是人体重要的消化器官,大多数药物都要经肝脏代谢,包括中药在内的很多药物都有导致药物性肝炎的可能。因此,如果使用膏方时选药不当,不但达不到调理肝病的目的,而且还可能加重肝脏负担,对肝细胞造成损害。要避免发生药物伤肝的不良反应,除了要注意扼守中医辨证论治这一总体原则之外,还要注意避免使用现代药理研究已经证实可能对肝脏造成损害的中药饮片,如生何首乌、桑寄生、川楝子、钩藤、半夏、雷公藤、黄药子、土三七、苍耳子、乌头等[3]。

参考文献

[1] 岳维芸,李莹.王育群运用膏方治疗慢性肝病经验[J].上海中医药大学学报,2013,27(6):1-3.
[2] 何创,施维群.施维群教授膏方调治慢性肝病的临床经验[J].浙江中医药大学学报,2013,37(11):1306-1308.
[3] 刘泽萱.运用膏方调治慢性肝病体会[J].浙江中医药,2013,45(3):33,34.

【肖定洪解答】 根据肝病的病因病机,患者可以服用膏方。如脾虚是脂肪肝患者的基础病机,在脂肪肝的常见复合证型中,以脾虚痰湿中阻型所占比重最大[1]。对慢性乙型肝炎患者的证候研究发现,肝郁脾虚证、肝肾阴虚证等虚证也是主要证候[2]。肝纤维化或肝硬化的基本病机为正虚血瘀[3],正虚主要表现为肝肾阴虚,贯穿于慢性肝炎后肝硬化的始终[4]。上述3种常见慢性肝病的证候、病机的研究证实,正虚是脂肪肝、慢性乙型肝炎、肝纤维化/肝硬化的重要发病机制之一,因此需要补益。而膏方是以剂型特点进行命名的药物类型,属于丸、散、膏、丹、酒、露、汤、锭八种剂型之一,并不妨碍肝病这一特定患者群体的使用。

当今医家应用膏方治疗肝病患者多有临床报道。以"膏方""脂肪肝""肝硬化""肝炎"等检索词在中国知网中检索,均有膏方用于治疗肝病的经验总结文章。

参考文献

[1] 魏华凤,柳涛,邢练军,等.793例脂肪肝患者证候分布规律[J].中西医结合学报,2009,(5):411-417.
[2] 徐琳,赵瑜,彭景华,等.慢性乙型肝炎常见证候特征的二元Logistic回归分析[J].中华中医药杂志,2015,30(5):1780-1783.
[3] 张琴,刘平,章浩伟,等.900例肝炎后肝硬化中医证候判别模式的研究[J].中国中西医结合杂志,2006,(8):694-697.
[4] 周扬,胡鑫才,张华,等.493例慢性肝炎及肝硬化患者中医证候研究[J].中华中医药杂志,2014,29(12):3798-3801.

第 15 问 肝病患者可以锻炼吗？

肝病患者宜卧床休息，但是有些患者认为生命在于运动，希望通过适当锻炼帮助痊愈。这是否可取？

【张文炜解答】 肝病患者把握好"运动"与"休息"的关系尤为重要。中医认为，肝病者以"阳常有余，阴常不足"体质居多，故无论是早期还是中晚期肝病患者均忌劳累，应多顾及存阴之道，切勿致使阳气过度亢盛，津气耗伤。肝病患者应做到饮食有节、起居有常、适度运动，此乃中医整体观念的完整体现。因此，我们除了对患者正规治疗之外，还应要求其平时多注意做一些适当的运动。体育锻炼可以强健筋骨，增强内脏的功能，促进新陈代谢，增强抗病能力。不但有利于身体健康，而且对疾病的恢复也具有一定的作用，由于肝病患者身体比较虚，在选择运动的时候一定要适合自己的状况，千万不能过于激烈，也不能运动过量，以适度锻炼为宜，达到健身强体的目的即可。

病毒性肝炎患者参加体育锻炼可增强机体的免疫力，但需制定合理的计划，量力而行，循序渐进。初始运动量要小，在可耐受的情况下逐渐增加运动量，达到一定程度即适可而止，一般以不感觉疲劳为准。运动方式可因年龄而异，体育锻炼贵在坚持。如果患者肝功能异常，应减少运动，如症状较重就要多休息，但完全卧床休息也未必有益于疾病恢复，应劳逸结合，在身体条件允许的情况下适当活动。这样既可锻炼身体，又可以促进消化功能，还可以振奋精神，并转移对疾病的注意力，对康复当然更为有利。当然，病情严重时最好卧床休息，这样可以增加肝脏血流量，为肝脏带去更多的氧气和营养，有利于肝细胞的修复。对于肝病患者来说，应尽量避免重体力劳动、过量运动和熬夜。同时应有战胜疾病的信心和勇气。

【肖定洪解答】 肝病患者能否锻炼的问题应当具体情况具体分析。对脂肪性肝病患者，尤其是存在肥胖症、2 型糖尿病、高脂血症者，运动锻炼的重要性仅次于饮食控制。急性病毒性肝炎患者应以休息为主，促进肝脏修复。终末期肝病患者则需因人而异。

我国《非酒精性脂肪性肝病防治指南（2018 更新版）》[1] 推荐：提倡给非

酒精性脂肪肝(NAFLD)患者提供包括健康饮食、加强锻炼和修正不良行为的生活方式干预的指导;中等量有氧运动和(或)阻抗训练均可降低肝脏脂肪含量,可根据患者兴趣以能够长期坚持为原则选择训练方式。对 NAFLD 患者开具运动处方应包含 6 大基本要素:运动方式、运动强度、运动持续时间、运动实施时间、实施频率及注意事项,并以运动处方个体化、以全身耐力为基础、循序渐进、保持安全界限和有效界限、持之以恒为原则。运动方式以有氧运动为主,可以选择跑步、骑自行车、爬山、打球、跳舞、跳绳、游泳、做操等;运动强度应达到靶心率=170-年龄的状态;运动应持续 15~20 分钟以上;运动时间最好选择在下午或晚上,散步最佳时间是晚饭后 45 分钟,避开饭后立即运动;合并糖尿病者应于餐后 1 小时左右进行;运动频率以每周 3~5 次为宜。以运动后休息 5~10 分钟心率恢复到运动前水平,且轻松愉快为佳。需要注意的是,NAFLD 患者也并不是人人都适合锻炼。在开始锻炼前应当做好评估,排除禁忌证,因为部分 NAFLD 患者常伴有严重的并发症,如不稳定性心绞痛、重度高血压、严重心律失常等。这时应限制活动,以免病情恶化。

综上所述,肝病患者中,非酒精性脂肪性肝病患者应当加强运动锻炼,减少肝脏炎症和纤维化;肝硬化代偿期患者也可以适度锻炼,增加骨骼肌质量及肌肉力量。

参考文献

[1] 中华医学会肝病学分会脂肪肝和酒精性肝病学组,中国医师协会脂肪性肝病专家委员会.非酒精性脂肪性肝病防治指南(2018 更新版)[J].中华肝脏病杂志,2018,26(3):195-203.

【吴眉解答】　急慢性肝病患者,一般应该以多休息为主,但也不能一概而论。如肝病处在急性期,或肝脏炎症明显,建议活动量不应过大,尤其肝硬化失代偿期、肝癌等患者,运动要受到限制,严格卧床休息,减少耗能。相反的,症情稳定的慢性肝炎、自身免疫性肝炎等患者,可以在不劳累的前提下适量运动。慢性乙型肝炎患者,肝功能正常,运动量可以适当加大,但也要注意运动时心率不超过 100 次/分。运动时间不宜过长,运动后一定要卧床休息一会儿。另外,饭前饭后 1 小时内最好不要进行运动锻炼。

而脂肪肝,尤其伴有肥胖的患者,则提倡较强的运动量,以提高脂肪分解代谢。目前建议采取中等强度有氧运动方式,并遵循有氧运动四原则:循序渐进、因人而异、全面发展、持之以恒[1]。整个运动方案的实施要循序渐进,逐渐达到最适运动量,然后长期坚持。

参考文献

[1] Poordad F F. Therapeutic strategies in nonalcoholic fatty liver disorders[J]. Expert Opin Emerg Drugs, 2005, 10(2): 237-239.

【平键解答】 王冰注《素问》曰:"肝藏血,心行之,人动则血运于诸经,人静则血归于肝脏"。当机体激烈运动时,人体各部位对血液需求增加,肝脏所贮藏的血液就会向周身输布,而机体静息状态下,人体四周的血液就会流向肝脏,有研究显示睡眠时肝脏血容量比运动状态下血容量可升高 40%左右。另外,《素问》中提到"肝为罢极之本",古今医家对此论述的理解和描述并不完全一致。如王冰对该文的解释是:"夫人之运动者,皆筋力之所为也,肝主筋,其神魂,故曰肝者罢极之本,魂之居也。"明代马莳《素问注证发挥》中的解释为:"肝主筋,故劳倦疲极以肝为本。"明代吴崑在《内经素问吴注》中认为:"'罢',音皮。动作劳甚,谓之疲极,肝主筋,筋主连动,故为罢极之本。"因此,许多医家认为,"罢"通"疲",认为肝脏是人体出现疲劳的根本。

鉴于肝脏的这些基本生理功能与运动的关系非常紧密,因此,当肝脏发生疾病时,均应注意休息,使肝内贮藏足够的血液,不可因过劳触发"罢极之本",更伤及肝脏。

我同意以上医生的观点,应辨证看待肝病患者能否锻炼的问题。肝损伤明显的各种急慢性肝病患者,均应注意休息,不可过于劳累,卧床休息、减轻体力上的消耗有助于肝功能恢复。待临床症状明显好转以后可适度运动,以不感觉到疲劳为限度,随着病情逐渐好转,活动量可渐进有序增加。劳累是慢性肝炎病情加重的常见因素之一,临床上不乏因过度劳累诱发肝功能衰竭的慢性肝病患者。这些患者在肝功能恢复正常后,可在循序渐进原则下逐渐增加运动量,以有氧运动为佳,不适合竞技性强的体育锻炼。

对于重症肝炎、肝硬化失代偿期合并上消化道出血、肝性脑病、腹水、感染等严重并发症的患者,应绝对卧床休息,可以在病床上进行握拳、抬举四肢等锻炼,以防止肌肉萎缩。待病情好转、症状基本消失后,可逐步增加活动量。

对于病情稳定、肝功能无异常的慢性肝炎及肝硬化患者,不强调卧床休息,患者可根据自己的身体状况进行适当的体育锻炼。过多的休息会给人体带来很多不利影响,特别是人体摄取氧气的能力会降低,对肝功能的恢复、肝脏组织的修复并无好处。长期卧床还会降低人体的抵抗力,特别是中老年患者,更易因此引起并发症,使病情更加复杂,影响恢复。适当的体育锻炼有助于减轻慢性肝炎患者常有的神经官能性症状,如神经过敏、失眠或情绪低落等;还有助于减轻肝脏淤血,增进食欲,改善消化和吸收功能等。运动要适量,过度的运动,会加大肝脏的负担,甚至导致病症恶化。

而对于脂肪性肝病患者,则推荐加强体育锻炼。体育锻炼具备许多好处,如促进组织新陈代谢,加快体内脂肪分解,改善葡萄糖代谢,调节血脂,改善呼吸循环功能,以及减轻精神紧张等。建议脂肪肝患者选择强度较大的有氧运动,如自行车、跳绳、游泳、羽毛球、器械训练等。当然,每个人的体质、疾病状态不同,加强运动也不可过于盲目,应以个人体力为基础,循序渐进,并贵在坚持。

总之,肝病患者可以进行锻炼,但要把握一定原则:科学合理、循序渐进、持之以恒。

第二章　肝　炎

第 16 问　急性肝炎该如何用中医药治疗？

　　中医治疗的肝病，多以慢性为主，门诊很难遇到急性肝炎患者。但在缺医少药地区或病房，有用中医药治疗急性肝炎的需求。如何以中医学理论指导针对急性肝炎的发病特点和临床证候的治疗，请专家介绍自己的经验。

【薛冬英解答】　急性肝炎可归属于中医学"黄疸""胁痛"的范畴。病因有内、外两个方面。外因为瘟邪疫毒、饮食不节、嗜酒过度；内因为平素作息无常、情志失调、肝气郁结所发。疫毒、酒积、气郁均能化生湿热，蕴蓄肝胆，致肝经郁滞不畅、脉络受阻、气血瘀滞，疏泄失职，胆液不循常道而外溢，出现全身皮肤及巩膜黄染，遂见发热、烦躁、谵妄、昏迷、抽搐、大便秘结等症状。其中以瘟邪疫毒传里、湿热瘀血熏蒸发黄为最多。亦可因体虚年高，或其他因素，发为无黄疸型肝炎。不论"有黄""无黄"，病机实质皆因湿热疫毒壅结于内，弥漫三焦所致，故治疗须以清热利湿为主。对急性肝炎的治疗，主张清热解毒，利湿排毒，健脾化湿而综合立法遣方[1]。但因湿热轻重不同，有热重于湿，湿重于热，或湿热俱盛之证，临床兼症亦各有别，故治法应有所侧重[2]。

　　急性肝炎的治疗常采用中医辨证与辨病相结合，突出辨证论治的优势，首先须分清病位，既辨肝胆，又辨脾胃，因病变脏腑不同而施治。临床上常用基本药物有茵陈、栀子、大黄、赤芍、生地黄、蒲公英、金银花、郁金、升麻等。茵陈性苦微寒，苦泄下降，功善清湿热而退黄，为治疗湿热黄疸之要药；山栀子苦寒,清三焦湿热,泻肝胆之火,使湿热之邪从小便而出;大黄即可清化湿热,又泻热逐瘀,使湿热之邪从大便而出,三药合用(茵陈蒿汤),共奏清热利湿化浊之效。生地黄养阴清热,补肝之体,以防阴血耗伤;赤芍清热凉血,活血祛瘀;郁金疏肝理气;金银花、蒲公英清热解毒;升麻气轻而善透邪解热,宣透疫毒,以防毒邪内陷。临床常辨证与辨病相结合,审病度势,清热透毒之法贯穿治疗的始终。

（1）肝胆湿热证:临床以身目俱黄、色泽鲜明,右胁胀痛,口苦,尿黄短赤,身热烦躁,口渴欲饮,大便干燥,舌红,脉弦滑数为主要表现。其中口苦、胁痛、烦躁、舌红、苔黄腻为辨证要点。治疗在常用药物的基础上重用龙胆草清泄肝胆实火,车前子清热利尿,引热下行,共奏清泻肝胆实火、湿热之功,利胆退黄之余,又防血热妄行及阴血耗伤。

（2）胆热瘀结证:由于胆腑瘀热不散,久经煎熬,致胆汁排泌受阻,泛溢肌肤而发黄,临床见目黄、身黄鲜明,右胁疼痛剧烈,拒按,口苦,呕逆胆汁,大便不调、色灰白,舌红或暗红,苔黄厚腻,脉弦滑数。其中胆热瘀阻,损及于肝,气血瘀滞而致右胁疼痛拒按,肝胆气逆之口苦,呕逆胆汁,舌红或暗红,苔黄腻,脉弦滑数为辨证要点。治疗可在常用药物的基础上加用气味轻清,善疏少阳肝胆郁滞之柴胡;清热利湿、排石退黄之海金沙、金钱草等。肝胆同调,气血并治,疏解透毒通下,达到肝胆湿热得清,热毒瘀滞得通之效。

（3）脾胃蕴热证:因外感湿热之邪,或饮食不节,酗酒过度,酿成湿热,蕴结于脾胃,熏蒸肝胆;或肝胆湿热,肝失疏泄,影响脾胃的运化,有碍胆汁的分泌与排泄,临床见身目俱黄、色较鲜明,脘腹痞满,纳呆呕恶,四肢困重,尿黄赤,舌红,苔黄白相兼而腻或黄腻。以身目、小便俱黄,舌象、脉象,以及脾胃症状如纳呆呕恶,四肢困重为辨证要点。治疗可在常用药物的基础上加用厚朴、茯苓、苍术、白豆蔻、佩兰等健脾燥湿、芳香化湿之品,使降中有升,泄中有宣,清热利湿而更侧重行气透毒,芳香化湿;健脾化湿与淡渗利湿合用更可杜绝生湿之源,宣化燥利同用,标本共治。

急性重症肝炎起病急,病情迅速加重,毒性猛烈,临床常见身目黄色鲜明如金,发热不退或高热烦躁,神志恍惚或神昏谵语,抽搐,尿黄或尿闭,皮下斑疹,紫癜或牙龈出血,呕血,便血,食欲不振、呕恶频作,腹胀如鼓,大便不通,舌质红绛,苔黄糙或少苔或苔秽浊,脉弦细数。治当多法兼顾,即清阳明气分及阳明腑热,又要泻三焦实火热毒,透毒外出,活血凉血养阴,其中透毒外出,防热毒内陷是治疗要点,在基本用药的基础上,同时加用连翘、葛根等,金银花并连翘清热解毒,透热毒于心营之外,所谓"透营转气";葛根配伍升麻,助其清胃透热,加大了清热解毒、活血凉血及宣热透毒之力。对于高热不退者,加用水牛角;抽搐者,加用羚羊角,钩藤;若出现昏迷,宜鼻饲安宫牛黄丸,或静脉滴注清开灵注射液。本证患者易出现精神萎靡,极度乏力,为热毒猛烈,损伤元气所致,应急进人参、西洋参补气防脱,切勿拘泥于进补滞邪之说;若出现脉细肢冷,应大胆用附子、人参、干姜回阳救逆;若脉细肢厥,神识淡漠,汗出如油,为肾阳衰竭,症情凶险,急用回阳救急汤固脱开窍,应密切观察出血、神志及动风的情况。临床仍需辨证与辨病相结合,审病度势,清热透毒之法贯穿治疗的始终[1]。

参考文献

[1] 曹长恩,詹慧春,郝春梅,等.毛雪清毒液治疗急性肝炎 183 例临床观察[J].中医药学报,2001,2(5):12,13.
[2] 陈瑜,舒增源.陈友芝治疗急性肝炎经验[J].中医研究,2007,20(2):51-53.

【平键解答】 急性肝炎主要表现为肝细胞受到破坏,肝功能受损,并可能引发一系列临床症状,且病程不超过半年。急性肝炎常见的致病因素有病毒、细菌、寄生虫、化学毒物、药物和酒精等。常见的临床症状包括食欲减退、腹胀、厌食油腻、恶心、易疲倦等,部分患者巩膜或皮肤黄染,发热,肝区隐痛、肝大触痛,部分患者出现蜘蛛痣和肝掌,重型肝炎可见腹水、少尿、出血倾向和意识障碍、昏迷等。不同病因导致的急性肝炎,临床表现可有所差异。

近年来我国急性肝炎发病率已明显下降,且患者多接受西医为主的治疗,就诊中医的患者多数处于急性肝炎的恢复期。

岳美中[1]老中医认为急性肝炎的中医辨证大多为湿热,且常见热重于湿,采用清热利湿退黄的茵陈蒿汤加减治疗,可取得满意疗效,但仍有部分症状不消失,或一项或几项肝功能不能恢复正常。岳美中老中医在这些病情较顽固的病例治疗中,采用了以清利为主,兼顾辨证的原则。临证除了苦寒清利,还采用了甘寒清利、化瘀清利、扶正清利等多种方法,所选药物除常用的茵陈蒿汤、茵陈五苓散外,还有龙胆泻肝汤、三仁汤、竹叶石膏汤、四物汤等加清利之茵陈、茯苓、白茅根等。同时,根据病情,谨守病机,各司其属,做到不治肝病而肝病自愈。

伤寒名家刘渡舟[2]老中医认为急性肝炎总以病邪为主,正邪斗争激烈,故应以祛邪为主。而且认为这里的邪指的是"毒邪""疫气",所以治疗的关键是解毒。自拟柴胡解毒汤用于急性肝炎或慢性肝炎活动期患者的治疗。方中柴胡既能清解肝胆邪热,又能疏肝解郁,黄芩"主治诸热黄疸",清热利湿,共为君药,茵陈蒿功擅清热化湿、利胆退黄,为治疗黄疸之要药;土茯苓清热解毒,淡渗利湿,引邪毒由小便而解;凤尾草利水解毒,泻热凉血;草河车清热解毒功胜蒲公英、紫花地丁,且有消炎止痛之能,故共为柴胡、黄芩之佐。

临床在辨证用药组方的基础上,还可针对肝功能异常随证加减,如有胆红素高者重用茵陈,加玉米须、虎杖、金钱草、白茅根;转氨酶增高可加用田基黄、垂盆草、鸡骨草、草河车等。现代中药药理研究也为临床用药提供了新的依据,诸如五味子、甘草、垂盆草、田基黄、丹参、黄芪等中药均有良好的保肝降酶作用,且已有多种提取物应用于临床,均可选择应用。

然古训有"邪之所凑、其气必虚"之说。急性肝炎的临证治疗时切记不可一味攻伐。所谓治湿不可过于辛燥,治热不可过于苦寒,祛邪药物只能暂用而不可长用,防止虚虚之戒,谨遵解毒勿伤脾胃,邪衰之后当顾正气,切忌一味祛邪,忽视后天,损伤正气。

参考文献
[1] 鄢圣英,胡润怀.岳美中治肝病经验[J].四川中医,2007,25(12):1-3.
[2] 蒋燕.刘渡舟治疗肝病组方用药经验[J].辽宁中医杂志,2004,31(7):533,534.

【慕永平解答】　急性肝炎的治疗首先要明确病因,科学应对,对于甲型肝炎和戊型肝炎应加强个人卫生及粪便管理,避免粪口传播;急性乙型肝炎90%以上为自限性,经过一般对症和辅助药物治疗,绝大多数可恢复,常规不需抗病毒治疗;急性丙型肝炎约80%以上转为慢性,需要积极抗病毒治疗;酒精性肝炎首先需戒酒;药物性肝损害则首先停用肝损害药物等。

中医学一般根据有无黄疸表现将急性肝炎分为急性黄疸型肝炎和急性无黄疸型肝炎。

1. 急性黄疸型肝炎

该病属于中医学"黄疸"的范畴,其病机为湿热。临床特征是目黄、身黄、小便黄。患病初起多以恶寒发热,食欲不振,恶心呕吐,腹胀肠鸣,肢体困重等类似感冒的症状为主,三五日后,逐渐出现目黄、尿黄、身黄。亦有先出现胁肋疼痛,然后发黄者。急性黄疸型肝炎患者还可出现壮热神昏,衄血吐血等变症。临证首先要辨明"阳黄"与"阴黄"。阳黄由湿热所致,起病急,病程短,黄色鲜明如橘色,伴有湿热证候,但要注意"灿灿橘子色,未必尽阳黄";阴黄由寒湿所致,起病缓,病程长,黄色晦暗如烟熏,伴有寒湿证候。其次,对于阳黄,还要辨明"兼表""热重""湿重"和"疫毒"等。具体辨证施治可参见相关"黄疸"治疗的中医专著。

急性黄疸型肝炎恢复期,转氨酶往往恢复正常,唯黄疸不退,临证应重视活血化瘀药物的应用,可加用当归、赤芍、桃仁、红花、丹参等,正如关幼波所言"治黄先治血,血行黄自却"。

2. 急性无黄疸型肝炎

该病临床上以急性甲型肝炎较多见,历代医书少有记载,其主要特征是血清转氨酶快速升高,伴有明显的消化道症状,临床可按急性黄疸型肝炎辨证论治。姜春华[1]认为,该病的脉证符合肝热,当作肝热论治,也可用治黄疸型肝炎药物,常用清热药解毒如荷包草、田基黄、垂盆草、岗苍根、蒲公英、大青叶、板蓝根、龙胆草、羊蹄根、大黄、黄柏、全瓜蒌、栀子等,必要时可加入陈皮、白术、豆蔻仁、藿香、紫苏梗等健胃药物。

参考文献

[1] 姜春华.我治急性肝炎[J].上海中医药杂志,1981,6:12.

第 17 问 慢性乙型肝炎患者尚无抗病毒指证时,中药怎么治疗?

我国 2015 版《慢性乙型肝炎防治指南》强调乙型肝炎抗病毒治疗的最佳时机应为免疫活动期,即转氨酶升高至正常值上限 2~5 倍区间,或是肝组织炎症中度或以上。按照这一推荐意见,相当一部分肝组织炎症轻微的慢性乙型肝炎患者是暂时不需要接受抗病毒治疗的,只能定期检查,等待抗病毒的时机。对于这部分患者,中医如何看待?是否需要治疗?如果治疗,应如何辨证施治?

【平键解答】 中华医学会肝病学分会和中华医学会感染病学分会颁发的《慢性乙型肝炎防治指南(2015 年更新版)》明确抗 HBV 的指征如 HBV – DNA 水平:HBeAg 阳性患者,HBV – DNA ≥ 20 000 IU/mL(相当于 10^5 拷贝/mL);HBeAg 阴性患者,HBV – DNA ≥ 2 000 IU/mL(相当于 10^4 拷贝/mL)。ALT 水平:一般要求 ALT 持续升高 ≥2×ULN;如用干扰素治疗,一般情况下 ALT≤10× ULN,血清总胆红素<2×ULN;对持续 HBV – DNA 阳性、达不到上述治疗标准、但有以下情形之一者,疾病进展风险较大,可考虑给予抗病毒治疗:① 存在明显的肝脏炎症(2 级以上)或纤维化,特别是肝纤维化 2 级以上;② ALT 持续处于 1×ULN 至 2×ULN 之间,特别是年龄>30 岁者,建议行肝组织活检或无创性检查,若明显炎症或肝纤维化则给予抗病毒治疗;③ ALT 持续正常(每 3 个月检查一次),年龄>30 岁,伴有肝硬化或 HCC 家族史,建议行肝组织活检或无创性检查,若明显炎症或肝纤维化则给予抗病毒治疗;④ 存在肝硬化的客观依据时,无论 ALT 和 HBeAg 情况如何,均建议积极抗病毒治疗[1]。

对于尚无抗病毒指征的慢性乙型肝炎患者,贸然应用抗病毒药物有可能难以取得满意的疗效,并且容易导致病毒耐药的发生。但是,部分肝功能轻微异常的患者尽管没有抗毒指征,疾病有可能在持续进展。据报道,在低水平 ALT 异常的慢性乙型肝炎患者中,约有 1/3 都有明显的肝组织学炎症和纤维化。因此,对于这部分患者,进行必要的干预,有利于患者的预后。中医药以辨证论治,调整阴阳平衡为主要特点,治疗这些患者有一定的优势。

中医认为正邪斗争决定疾病的转归和预后:正胜邪退则病愈;正邪相持,病情相对稳定;邪胜正衰则病进。慢性乙型肝炎的病因是"湿热疫毒"侵入人体,病机为"正虚邪恋",所以导致慢乙型肝炎的根本原因是"邪毒"和"正虚",这与现代医学的"病毒"与"免疫失调"的认识是基本一致的。中医强调"治病必求于本",中药可通过扶正(如益气、养阴、健脾、益肾)提高机体的免疫力,改善病毒导致的"免疫失调",正胜邪退则病趋于愈合。

中医学重视整体观念,认为"正气存内,邪不可干",即保持机体环境的平衡及外环境的适应能力,是抗御外来损害因素致病的重要条件。依据"肝肾同源"的认识,运用补肾法治疗慢性肝病亦取得疗效。上海中医药大学附属曙光医院王灵台教授[2]通过益气补肾结合清热解毒的方法,治疗慢性乙型肝炎携带者及低水平 ALT 慢性乙型肝炎患者,6 个月后患者的 ALT 水平下降,病毒载量显著降低,同时也观察到患者免疫力提高。

另外,中医学提出"有诸内,必形于外""见肝之病,知肝传脾"观点,提倡"治未病",以期早诊断、早治疗。脾胃位居中州,为气血生化之源,主运化水湿,脾胃一虚,则诸脏皆无生气,湿邪内生,为外来湿热疫毒创造了病毒赖以生存的条件,导致长期病毒携带状态,渐至正虚湿瘀、伏毒伤肝。故应重视健脾在肝病治疗中的地位,即在慢性病治疗过程,应遵循"诸虚不足,先健其中"的原则。通过"实脾"使中州得运,则正气得复,正胜邪退则病愈。著名肝病学家关幼波教授[3]对慢肝辨证施治,基本上是以脏腑、气血论治为原则,且以扶正治其本,祛除余邪治其标。提出"调理肝脾肾,中州要当先"的观点,治疗中注意调理中州,稍佐祛邪,使之湿热余邪无处藏身,更无由以生。

因此,对于无抗病毒指征的慢性乙型肝炎患者,中医药总体的原则是扶正祛邪,调整人体免疫状态,以达到抑制甚至祛除病毒的目的。临证用中药复方治疗时,需注意肝为刚脏,体阴而用阳,肝用宜疏。肝病患者多兼有气郁之证,因此配伍用药柔中兼疏,疏中兼柔使气血调和。既要防止疏泄太过,以免有损肝体,也要避免养阴碍胃。

参考文献

[1] 中华医学会肝病学分会,中华医学会感染病学分会.慢性乙型肝炎防治指南[J].临床肝胆病杂志,2015,31(12):1941-1960.

[2] 王灵台,陈建杰,高月求,等.补肾法为主治疗慢性肝病的临床研究[J].中医药通报,2005,4(2):26-31.

[3] 张晴,徐春军.关幼波"中州思想"在肝病辨治中的应用[J].北京中医药,2017,36(2):142,143.

【吴眉解答】 如对没有达到抗病毒指征而肝功能反复异常的慢性乙型肝炎患者强行抗病毒治疗,一则效果不显著,二则增加医疗负担。因此,对于此类患者,中医药的辨证论治仍然有很大的优势。

慢性乙型肝炎发病有伏邪未发、热重于湿、湿重于热及湿热并重的不同阶段。尚无抗病毒指征的患者多处在"伏邪未发"的阶段。此阶段可予以扶正为主,辅以祛邪,对症加减,或抗肝纤维化。

1. 扶正为主,从肾论治,提高免疫,促进机体自身对病毒清除的能力

张景岳曰:"命门为元气之根……五脏之阳气,非此不能发。"肾阴滋养肝阴,肾精肝血同源。肝肾既为同根,故应肝肾同治。现代研究显示,慢性乙型肝炎多有免疫功能的低下或紊乱,CD3$^+$和CD4$^+$T淋巴细胞降低,C3、C4水平亦较低下,提示机体正气不足,而人体之元气与正气均来源于肾,可见肾虚是慢性乙型肝炎发病的重要因素之一。此外,有报道显示,运用补肾法治疗慢性乙型肝炎可抑制体液免疫的亢进,增强细胞免疫,即可阻断乙型肝炎慢性化进程[1]。常用的补肾药如肉苁蓉、枸杞子、菟丝子、山萸肉、何首乌、牛膝等,此类中药可使"命门火旺,则蒸糟粕而化精微",扶正以祛邪。

2. 对症治疗,保肝降酶利胆退黄

无抗病毒指征的患者,肝脏难免存在轻微的炎症,可能引起肝纤维化,日久甚至导致肝硬化。在中药中有保护肝细胞,降低转氨酶及胆红素的有效药物,最常用的有垂盆草、赤芍、甘草、虎杖、茵陈等。这些中药可以减轻肝损伤和抑制肝组织炎症,有助于恢复肝脏功能,也能防止和减缓肝纤维化的发生。

3. 抗纤维化

临床发现,无抗病毒指征的患者常有肝纤维化。肝纤维化妨碍了受损肝细胞的修复和乙型肝炎病毒的清除,还可隐匿性地进展为肝硬化。目前尚未开发出抗肝纤维化的西药。我国已批准多个具有抗纤维化的中成药可供临床应用。其中扶正化瘀胶囊疗效显著,机制研究比较明确,被广泛使用。该药是依据肝纤维化"正虚血瘀"的基本病机而开发,由丹参、虫草菌粉、桃仁、绞股蓝、松花粉和五味子等6味中药组成。其中,丹参活血祛瘀,为君药;冬虫夏草补虚损、益精气,桃仁助丹参活血化瘀,共为臣药;松花粉益气润燥,绞股蓝清热解毒,同为佐药;五味子味酸,为引经使药。该药可与其他药物联合使用治疗多种慢性肝病[2]。

参考文献

[1] 徐秋英,刘亚敏,沈强,等.以"伏邪学说"为指导用补肾清毒法治疗慢性乙型肝炎初探[J].湖南中医杂志,2009,259(2):92,93.
[2] 赵长青,徐列明.扶正化瘀制剂抗肝纤维化和治疗慢性肝病的临床疗效[J].上海医药,2016,37(13):17-36.

【张文炜解答】　中医学中无直接有关乙型肝炎的病名记载,根据本病的主症和转归,多属于中医学"黄疸""胁痛"的范畴。

治疗无抗病毒指证的慢性乙型肝炎患者,应以"保肝"为主,结合"对症治疗"为原则。慢性乙型肝炎的发生、发展过程较长,乙型肝炎病毒长期伴随存在。病毒乃"邪气内存",故需时时不忘扶助正气,使得正胜而邪退。临床运用"保肝"治则时,常依据脏腑与气血阴阳的关系,采用健脾疏肝法和补益肝肾法为主治疗。健脾疏肝法,是运用相应的补益的方药以提高细胞免疫功能,相应理气的方药调畅气机以清除堆积的免疫复合物,恢复患者免疫调节功能,使自身免疫进程得以平衡,正是符合中医肝郁脾虚证治疗需扶正与祛邪并重的认识;补益肝肾法,即滋养肝肾,是运用传统中医滋阴养阴药,以"扶正"为本源,从而提高整体免疫力。

【周扬解答】　中医对于慢性乙型肝炎的认识不同于西医,在病因上认为是感受一种湿热疫毒之邪,在病机上认为是正气不足,湿热留恋。对于目前西医认为无抗病毒指证的慢性乙型肝炎患者,我们仍可以按照中医理论进行治疗,以达到邪去正安的目的。

治疗上首先要考虑如何祛邪的问题。湿为阴邪,属水之类,其性重浊黏腻,易阻滞气机;热为阳邪,属火之类,其性炎上,易伤津耗气。湿与热合,如油入面,难解难分,湿郁热炽,热蒸湿动,易成弥漫表里,充斥三焦之势。欲除湿热,当先祛湿,湿去则热无所附。祛湿又有苦寒燥湿、芳香化湿、淡渗利湿等不同,须根据患者当前状态进行判断。若患者湿热明显,可予甘露消毒丹清热解毒化湿。若热象不显,藿朴夏苓汤也是不错的选择。不要刻意地去使用一些所谓的清热解毒中药去对应西医的抗病毒药物,殊不知,过用苦寒容易凝滞气机,冰伏其邪,不利于湿热的祛除。治疗的目的重在改变患者体内的状态,造成一种不利于病毒生存的环境。

除了有效地祛邪,治疗上还要重视扶正。乙型肝炎之所以慢性化,很大一部分原因在于患者本身正气不足,无力祛邪外出。乙型肝炎患者的正虚主要有两方面:一方面是脾气亏虚,这既有肝木克伐脾土的原因,也有湿热邪气困阻脾胃的原因,日久则脾气虚弱,气血生化乏源;另一方面是肾气肾阳不足,肾为元气之根本,久病必及于肾,慢性乙型肝炎迁延不愈同样也会累及到肾,轻伤肾气,重伤肾阳。因此,我们在治疗上要重视健脾补肾,通过后、先天两条途径增强患者的正气,唯有如此,才能打破这种正邪对峙的局面,更好地驱邪外出。

【徐列明解答】 我认为须区别对待不符合抗病毒指征的慢性乙型肝炎患者。① 患者无证候、肝功能无明显异常、肝脏弹性检测证实无肝纤维化,不需治疗;② 患者有证候并有治疗的意愿,可辨证论治;③ 如肝功能异常或存在肝纤维化,中药保肝降酶或已被批准上市的中成药抗肝纤维化,如扶正化瘀胶囊/片、复方鳖甲软肝片、安络化纤丸、强肝胶囊、肝爽颗粒等;④ 如证候明显、肝功能异常并伴有肝纤维化,可辨证和辨病结合,中药复方汤剂和抗肝纤维化中成药并施。

实际上,无论慢性乙型肝炎患者是否接受抗病毒治疗,除以上第 1 种情况外,我都给予中药治疗。

1. 基本治法

针对肝纤维化的基本病机,长期应用扶正化瘀胶囊(片)治疗。

2. 辨证论治

疾病的临床表现千变万化,患者体质复杂多样,基本治法可以抑制或逆转肝纤维化的病理改变,但要减轻消除证候,还需辨证论治。我的辨证方法是删繁就简,只按 2 种证型施治。

(1) 脾气虚弱型:常见乏力、肢软酸楚、脘腹胀满、大便不实或溏薄、舌淡或边有齿印苔薄、脉细。治以健脾助运,以四君子汤为基础组方。党参、黄芪、白术、茯苓健脾益气,郁金、莱菔子、六曲、佛手等理气助运,白芍柔肝,山茱萸平补肝肾。

如胁痛明显,为肝气郁积或肝络瘀阻,应予疏肝通络,可择加柴胡、香附、延胡索等。如舌苔白腻,为寒湿阻滞,宜加陈皮、厚朴、砂仁、白豆蔻等化湿醒脾。如舌苔黄腻,为湿热中阻,可以黄连、黄柏等清热燥湿。

有胆红素高者可加用茵陈、玉米须、赤芍、虎杖、金钱草、白茅根等。转氨酶活性高者可加用田基黄、垂盆草、鸡骨草、草河车等。

（2）肝肾阴虚型：乏力、下肢酸楚、胁肋隐痛、口干内热、舌红绛干瘦、舌光无苔或少苔或剥苔、脉细。治以滋补肝肾为主，以一贯煎化裁组方。由于相对于补气养血温阳中药，滋阴之品常药力不速，故在大量应用天冬、麦冬、生地黄、熟地黄、沙参、石斛、枸杞子、女贞子、墨旱莲等基础上，建议患者自服西洋参、枫斗（高品质石斛）。随证加减可参考前述之法。

第 18 问　中医药治疗重型肝炎从哪入手？

　　临床上重型肝炎有急性、慢性、慢加急性之分，各有不同的病因和病机演变。如何根据不同类型的重型肝炎特点采用以祛邪为主或以扶正为主的治法施治？

【平键解答】　重型肝炎是指肝细胞发生大块变性坏死，肝功能衰竭，肝脏的生物合成、转化、解毒功能丧失，体内代谢产物累积，体内环境严重紊乱。发病后可迅速发展为肝性脑病，有明显出血现象，明显黄疸，或继发感染，出现脑水肿、急性肾功能衰竭等。因其表现为进行性黄疸加重，现代中医学家将该病多归属于"急黄""疸黄""肝瘟""肝厥"等范畴。

　　现代中医名家对该病有不少论述和见解，可供我们临床学习借鉴。

　　中医肝病名家关幼波先生[1]针对黄疸病的辨治，提出了"治黄必治血，血行黄易却；治黄需解毒，毒解黄易除；治黄要治痰，痰化黄易散"的独特见解。临床运用凉血活血、养血活血、通血脉等方法，配以化湿、通下、利湿、酸敛诸法，到达清热解毒之功。此外，运用清热、消食、健脾、活血、燥湿、养阴等法，化痰泄浊。由于重型肝炎之湿热常可弥漫三焦，所以临床应从"宣上、畅中、利下"三个方面施治。

　　中医肝病大师姜春华先生[2]认为该病为邪毒内犯营血，壅塞脉络，阻碍血行，瘀血郁结。邪入营血，故可见谵语神昏。瘀血内结，则胸腹疼痛，手不可近。临床用下瘀血汤与犀角地黄汤合方，以清热解毒，凉血活血散瘀为法治疗本证。针对黄疸提出"治黄专利小便非其治也"，少用茵陈、五苓类方剂，而喜用大黄、龙胆草等通下苦泄，取得良好效果。

　　国医大师周仲瑛先生[3]认为重症肝炎病机为湿热疫毒内陷，内蕴肝脾，疏泄失常;疫毒入侵,内隔心包,燔灼营血;邪毒由气入血,热燔阳明,瘀热郁结,火、热、毒、瘀互结,营血热盛,络损血溢;瘀热内陷,化火动风,闭阻神窍;邪毒伤正,阴衰气虚,肝肾耗竭。治疗上强调清热泻火解毒,由于"毒"入血分,瘀阻脏腑经络,致热毒郁结,因此应配合凉血化瘀,并可防治苦寒之品过于凉遏,所谓"凡用清凉,需防冰伏,必佐活血疏畅,恐凝滞气血"。方用犀角地黄汤合茵陈蒿汤合方加减,药用水牛角、茵陈、大黄、生地黄、赤芍、山栀子、丹皮等。

著名肝病专家钱英教授[4]认为重症肝炎由于病情凶险,传变快速,因此不必按照一般辨证论治的基本原则,也不必按照叶天士治疗温病卫气营血传变发展顺序的治则。而必须采取快速截断治疗的果断措施,以阻断瘟邪热毒侵入营血,内陷心包。因此,近年提出运用"截断逆挽法"治疗慢性重型肝炎。"截断"即"先安未受邪之地"的治疗策略,体现在疾病的不同阶段不同的治疗重点,如早期清肝疏肝,中期调肝理肝,后期养肝柔肝。"逆挽"即"逆流挽舟法",是针对慢性重型肝炎因虚致实的病机,采用扶正祛邪的方法,强调尽早采用补肝法以扶正,包括滋肝肾之阴、益肝脾之气、温脾肾之阳等。同时强调在用药中要特别注意:过用川芎、香附、柴胡、延胡索之类以理气疏肝,往往适得其反更伤肝阴,难复条达之性;过用生地黄、熟地黄、枸杞子等补益阴血之品,常血凝气滞、湿邪中生;仅清热解毒除湿,但不了解肝之阴阳特性,亦往往无功而返。

重症肝炎证候复杂,一般预后不佳,病死率可高达50%~70%。因此,在临床应及早采取合理的综合措施。中医药辨证施治除了参考中医肝病名医的经验,近年来多项中医药临床研究也可以参考。给药方法除常规口服,还有中药保留灌肠、中药注射液静脉给药等。系统评价方法分析显示中西医结合治疗该病效果较单用现代医学方法更佳,因此,临床建议采用中西医结合辨证施治该病。

参考文献

[1] 齐京.从2例疑难黄疸的治疗体会关幼波治黄思想[J].北京中医,2006,25(2):77,78.

[2] 姜春华.我治急性肝炎[J].上海中医药杂志,1981,(6):12.

[3] 陈四清,郭立中.周仲瑛从瘀热论治重型肝炎临证经验——周仲瑛瘀热论学术思想临证应用之一[J].江苏中医药,2009,41(6):1-4.

[4] 李秀惠.钱英教授"截断逆挽法"治疗慢性重型肝炎的思路与方法[J].上海中医药杂志,2007,41(1):1-4.

【薛冬英解答】 重型肝炎病机复杂,不可拘泥一端,临床从湿、热、毒、瘀、虚等多个方面考虑。有学者[1]分析重型肝炎文献,归纳常见中医证型 11 个(湿热蕴结、郁热互结、湿热瘀黄、气虚瘀黄、阳虚瘀黄、热毒炽盛、肝脾虚弱、肝肾阴虚、寒湿发黄、脾肾阳虚、脾虚湿盛),中药 149 味。研究结果显示重型肝炎,湿热蕴结、气虚瘀黄、湿热瘀黄、阳虚瘀黄为主要证型。用药以利湿药及清热药(茵陈蒿、茯苓、薏苡仁、猪苓、黄芩、白花蛇舌草、栀子等)为主,另外,辨证配伍以补气药(黄芪、白术、甘草等),攻下药(大黄),活血药(丹参、郁金、益母草等),温里药(附片)。

逐渐加重的黄疸是重型肝炎的主要表现之一,可参照中医黄疸病证辨证施治。急性重型肝炎多属阳黄中的疫毒炽盛型,以茵陈蒿汤合五味消毒饮加减(茵陈、栀子、大黄、黄芩、黄连、金银花、菊花、蒲公英、赤芍、丹参、车前草、生甘草);如热毒内陷,则以犀角散加味(犀角、黄连、栀子、升麻、茵陈、生地黄、丹皮、侧柏叶、白茅根),加服紫雪丹口服,生大黄煎煮取汁加食醋保留灌肠。临床收效较好。

慢性重型肝炎,多存在臌胀、血证、神志改变等变证。有学者[2]对 1911~2012 年 CNKI 数据库中慢性重型肝炎文献进行研究,综合文献研究表明,慢性重型肝炎的病因病机中"毒、瘀、虚"是关键;辨证分型较多,但实质均以"毒、瘀、虚"为核心,毒常见热毒、湿毒、湿热之毒、痰浊之毒等,虚常见阴虚、气虚、阳虚等;治疗重点常用清热解毒、活血化瘀、益气养阴温阳之法,同时强调针对阴阳病性论治。

慢加急重型肝炎,是在慢性肝病基础上出现的急性肝功能失代偿,中医辨证多属阴黄。因慢性肝炎病史较久,机体损伤较重,故要注意辨寒湿阻遏、血瘀肝郁、脾虚血亏。临床治疗多取攻补兼施之法。若临床伴见脘腹闷胀,胃纳差,大便不实,神疲,怕冷,口淡不渴,方可用茵陈术附汤以温中化湿,健脾和胃。若临床伴见胁下隐痛,或疼痛如刺,肝掌、蜘蛛痣可见,方中可用鳖甲煎丸以活血化瘀,疏肝解郁。若临床伴见肢软乏力,心悸气短,腹胀纳少,大便溏薄,方药可用黄芪建中汤,以健脾养血,祛湿退黄。

在重症肝炎的治疗中,中医多途径给药联合西医综合治疗,均收到较好的疗效。有学者[3]对慢性病毒性肝炎重症化倾向期患者采用茵陈蒿汤加减治疗,结合外用中药高位保留灌肠(醋制大黄 30 g,乌梅 10 g);中药(乳香、没药、红花、自然铜、续断等)烫疗肝区,每日 1 次;艾灸双侧足三里、三阴交,每日 1 次。临床收到较好的疗效。有学者[4]在重症肝炎治疗中,采用茵虎汤加减口服,退黄汤液(金钱草、大黄、大腹皮、枳实、厚朴、黄连、乌梅)高位保留灌肠,退黄膏及逐水膏外敷,穴位注射(肝昏迷者,于涌泉穴注射 1 mL 醒脑静注射液),临床收效较好。

参考文献

[1] 牟红媛,扈晓宇.重型肝炎的遣方用药规律的文献研究[J].中医临床研究,2017, 11(9):13-16.

[2] 胡建华,李晓东,姚乃礼,等.中医药诊治慢性重型肝炎研究进展述评[J].中西医结合肝病杂志,2013,2(23):125-128.

[3] 易敏明,张荣臻,毛得文,等.慢性病毒性肝炎重症化倾向期中西医结合诊疗方案临床疗效研究[J].辽宁中医药大学学报,2014,7(16):115-117.

[4] 陈细定,廖华,张翠芳,等.中医多途径给药联合西医综合治疗重症肝炎的疗效分析[J].北京中医药,2014,4(33):254-257.

【吴眉解答】　重症肝炎是病毒性肝炎中发病率低而病死率极高的一型,主要病理特点为急剧发生的大面积肝坏死,预后极差,存活率仅为 28.1%[1]。我国的慢性重型肝炎以 HBV 感染为主,病死率高达 70%~90%,目前除肝移植外尚无特效疗法,故救治该病一直是临床医生面临的难题[2]。

本病常表现为黄疸明显,且病重势急,变化迅速,故中医学多将其归属于"急黄""瘟黄"等。病因病机极为复杂,既有湿、毒、瘀、痰之实邪祸害,又有与肝、脾、肾脏器受损之正虚,湿热疫毒之邪侵袭,毒热炽盛,热入心包或热毒入营,正不胜邪则终致肝肾两衰,阴阳离决,故病情十分凶险。《金匮要略》云:"黄疸之病,当以十八日为期,治之十日以上瘥,反剧者为难治。"[3,4]其病机特点多为湿热壅盛,内蕴中焦,熏蒸肝胆,或疫毒炽盛,迅即深入营血,内陷心肝,充斥三焦,使多脏受累,变证丛生,且可因热毒内陷,阴气耗竭,导致邪闭正脱。

有学者认为,重症肝炎的传变规律,与温病学的卫气营血传变及三焦传变的规律颇相类似,初起可出现发热恶寒、恶心呕吐、腹胀纳呆等类似卫分证的症状,继而转为发热口渴、便秘等阳明气分热盛证,或发热口渴、腹胀倦怠等中焦湿热蕴毒证,再转化为发热神昏、斑疹出血等营血分证,甚至出现以昏迷抽搐为主的内陷心包、热盛动风证。因此,在治疗上,提倡分期治疗。早期重在祛邪,采取清热祛湿、通腑泄热、凉血化瘀迅速控制病情发展,截断病势。后期重在扶正,顾护脾胃,滋养肝肾。同时积极防治并发症的发生,如腹胀(鼓肠)、出血、肝性脑病等[5]。

在治疗上,结合病因治疗,最常用的是"清热解毒""活血化瘀"及"温阳扶正"等法。"清热解毒"法多用于本病早期,邪实正未衰。选用方药多以茵陈蒿汤加减,重用茵陈以加强退黄。大黄在重症肝炎治疗中也较为常用,其泻下作用,可减弱或阻断胆红素的肝-肠循环,减轻肝细胞和毛细胆管壁的细胞水肿,疏通肝内毛细胆管,促进胆汁分泌和排泄。"活血化瘀"法在治疗重症肝炎中起着重要的作用。有研究者发现,血瘀与黄疸变化呈正相关,提倡早用活血化瘀药物治疗,可提高重型肝炎存活率。临床多重用赤芍、大黄、丹参等凉血活血药,以及三七、茜草等活血止血药,但慎用破血药,特别是水蛭、全蝎、蜈蚣等虫类药物[6]。现代药理研究,认为活血化瘀中药可防治感染和内毒素引起的肝坏死及系统性损害,稳定肝细胞膜和改善肝脏亚微结构,减轻凝血机制和毛细血管脆性,同时还有助于促进胆红素分泌、排泄,阻止严重胆郁引起的肝坏死和肝外并发症如急性肾衰竭等[7]。"温阳扶正"则多用于"阴阳黄"的辨证,孙克伟等[8]认为慢性重型肝炎中有相当一部分患者既非完全的阳黄,也非完全的阴黄,既有阳黄的表现,又有阴黄的特征,简称阴阳黄证。陈斌等[9]研究表明,在西药综合治疗基础上,结合中医基于阳黄-阴阳黄-阴黄辨证论治模式治疗慢性重型肝炎,具有减少并发症,提高临床疗效。常在主方辨证中加用附子,现代药理证实,附子可促进细胞免疫功能、抗炎并对血浆肾素活性、血浆紧张素 I 转换酶活性有一定影响,对衰竭的机体功能有激活作用[10]。

此外,重型肝炎患者多有变证、并发症等,如若发生当应随证加减。

参考文献

[1] 蒋黎,雷虹,张绪清.重型病毒性肝炎并发症与预后的关系[J].第三军医大学学报,2004,26(12):1111,1112.

[2] 谢雯,段雪飞.重型肝炎的治疗现状[J].中国临床医生,2002,30(5):8-10.

[3] 毛德文,李兴刚.肝衰竭的中医证治浅识[J].湖南中医药导报,2003,9(1):6,7.

[4] 张秋云,刘绍能,李秀惠,等.乙型慢重肝"毒损肝体"病因病机及治疗思路探讨[J].辽宁中医杂志,2005,32:1246-1248.

[5] 刘友章,王昌俊.重症肝炎中医治疗思路与方法[J].中医药通报,2005,4(4)17-21.

［6］ 娜小萍,陈尾山,李晴.重型病毒性肝炎黄疸与血瘀的关系[J].中西医结合肝病杂志,2001,11(增):11.

［7］ 高建蓉.活血化瘀为主治疗重型肝炎临床观察[J].浙江中西医结合杂志,1994,(增):35,36.

［8］ 孙克伟,陈斌,黄裕红,等.凉血解毒、清热化湿和凉血解毒、健脾温阳法治疗慢性重型肝炎的临床观察[J].中国中西医结合杂志,2006,26(1):981-983.

［9］ 陈斌,孙克伟,彭杰,等.基于阳黄-阴阳黄-阴黄辨证模式治疗慢性重型肝炎的临观察[J].中国中医药科技,2012,19(1):57,58.

［10］ 余万祥.温阳活血利湿解毒法治疗慢性重症肝炎30例[J].实用中西医结合杂志,1998,11(4):323,324.

【周扬解答】 重型肝炎是肝病中病情进展最快、死亡率最高的类型,临床上最突出的是快速发生、急速进展的黄疸,因此,古人称之为急黄,其证候变化多端,病机错综复杂,治疗难度较大。个人以为,重型肝炎的治疗应重点抓住以下几方面。

1. 清热解毒

重型肝炎中,毒是致病之因,而非一般的湿热之邪。毒邪为患,致病力强,往往来势凶猛、变化迅速,甚至变化于顷刻之间,极易损伤人体的正气,败坏形体,对人体造成严重危害。临床上重型肝炎虽以热毒为多见,但在本病的起始阶段,常见湿热蕴毒,弥漫三焦,而湿毒、热毒有别,并有在气、在血的变化。对于湿毒,应以化湿为先,参以解毒,湿去则毒无所依附,用甘露消毒丹增减。对于热毒,直须苦寒折其火势,必要时通腑泄热,截断病势,免其侵入营血,可以龙胆泻肝汤化裁。若邪毒内陷,深入营血,出现动血、神昏之变,则当清营凉血解毒,可用千金犀角散,药用水牛角、生地黄、丹皮、升麻、赤芍、紫草等。

2. 凉血化瘀

肝为藏血之脏,一旦感受热毒之邪,很容易浸淫至血分,热盛则化火,火热炽盛,迫血妄行,轻者仅见皮肤瘀点、瘀斑、重者可见吐血、便血之症。热蕴营血,煎熬熏蒸,耗伤阴液,也易致血液黏稠,运行不畅,形成瘀血。瘀血阻塞肝络,进一步加重肝损伤,导致病情持续恶化。因此,凉血化瘀也是重型肝炎治疗中非常重要的一环,对改善肝脏循环,纠正凝血,预防出血等并发症的发生具有重要作用。选方用药上可以犀角地黄汤增减,该方具有凉血止血、散瘀解毒之功,为临床公认的凉血散瘀基础方。

3. 益气养阴

由于热毒的耗伤,大多数重型肝炎患者中后期会出现气阴两虚的证候,主要表现为极度的乏力、口干、舌红。从正邪斗争的角度来看,正气的削弱肯定不利于病邪的祛除,一定程度上也预示着病情的转归方向。适时地给予益气养阴治疗,可能有助于机体正气的恢复,增强抗病能力,同时对于肝体的修复也起到一定的帮助。

第 19 问 "健脾"还是"化浊"？脂肪肝的中医治疗策略如何选择?

随着人们生活方式的改变,目前脂肪肝的发病率日渐增高,已成为影响人民健康的第一大肝病病种。对于脂肪肝的治疗,在饮食节制、运动锻炼的基础上配合中药降脂减肥,常可达到事半功倍的效果。具体到治则治法上,或重视健脾斡旋中焦,或化痰祛浊单刀直入,孰优孰劣,请大家结合自己的经验和体会加以评述。

【张文炜解答】 脂肪肝一般分为酒精性脂肪肝和非酒精性脂肪肝两大类。根据脂肪变性在肝脏累及的范围,又可分为轻、中、重三型,通常脂肪含量超过肝脏重量的 5%～10% 时被视为轻度脂肪肝,超过 10%～25% 为中度脂肪肝,超过 25% 为重度脂肪肝。

脂肪肝的临床表现多样,轻度脂肪肝多无临床症状,患者多于体检时偶然发现。疲乏感是脂肪肝患者最常见的自觉症状,但与组织学损伤的严重程度无相关性。中、重度脂肪肝有类似慢性肝炎的表现,可有食欲不振、疲倦乏力、恶心、呕吐、肝区或右上腹隐痛等。随着生活水平的不断提高,生活习惯正在日趋发生变化。脂肪肝的发病率在近十年逐年上升,已成为我国第一大肝病。流行病学调查显示,有 20%～30% 的中国城市人口肝脏超声检查发现脂肪肝[1]。

中医认为脂肪肝的成因概括起来大致可分为四种情况：① 饮食不节。由于嗜食肥甘厚腻,导致脾虚气弱,痰湿内蕴,痰气互结而形成脂肪肝。② 好逸恶劳。久卧久坐,体型肥胖,缺乏运动等会导致脾失健运,痰湿内阻,湿热内蕴而引发脂肪肝。③ 肝郁气滞。情致不遂,肝失调达,肝木克脾土而导致脂肪肝的发生。④ 先天禀赋不足。肾精亏虚,水不涵木,肝失疏泄而致脾土运化失常,痰浊瘀血阻于肝而为痰为癖,最终发展成为脂肪肝。

我认为中医药治疗脂肪肝宜以健脾为主,化浊为辅。因"脾虚湿盛"是脂肪肝发生的基本原因,所以在中医辨证治疗策略中,"健脾"尤为关键,在辨证施治的过程中,需时时不忘"健脾""固脾"。盖脾为生痰之源,脾虚则痰浊阻于血脉,影响气血运行,血行不畅可致血瘀,日久影响人体气机的升降出入,导致津液停滞成痰,最终痰瘀互结。同时,脾运化水湿的功能虚弱,易致水谷不化,痰湿蕴结,或湿困化热,久则气血痰瘀阻肝络,形成"肝积"。故脾的运化失职是湿浊内生的关键。外感湿邪与内生湿浊,常相互影响,湿邪外袭易伤脾,脾失健运则生内湿。即所谓"脾虚生湿"便是此意。由于脾虚贯穿脂肪性肝病发生发展及转归的整个过程,所以治疗宜健脾益气,顾护脾胃为主。随着病情发展及患者体质的变化,又会出现血瘀、痰阻等情况,加以健脾疏肝、祛湿化痰、活血化瘀和清热利湿等不同治法。从脏腑关系来看,肝的疏泄功能与脾的运化功能息息相关,肝病可以传脾,脾虚又易招致肝气反侮伤脾。而脾升清降浊功能不足,也可影响肝的疏泄,致脾病及肝。因此,"见肝之病,知肝传脾,当先实脾"的原则适用于脂肪肝的治疗。

参考文献

[1] 车念聪.非酒精性脂肪性肝病的中医证治研究[J].中西医结合肝病杂志,2008,18(5):257-259.

【平键解答】　随着我国人民生活水平的提高,脂肪肝如今已成为临床上常见的疾病。根据其临床表现,脂肪肝在中医内科学中主要见于"痰证""积证""胁痛"等病证中。该病的发生多因饮食不节、过食肥甘厚味或嗜酒过度,或感受湿热之邪,情志失调,久病体虚,脾运不及,聚湿生痰,痰阻气滞,血行不畅,痰浊气血搏结,留于胁下而成此病。

医师临证脂肪肝的辨证要点首先是辨清肝郁和脾虚,肝区不适或胁痛为肝郁的主要见证,易疲劳,纳差腹胀为脾虚湿盛之候。其次是辨清脾虚与痰湿,疲劳、纳差、腹胀既见于脾虚也可见于痰湿,需结合舌脉及望诊加以区分。如见舌体胖,边有齿痕,苔薄、脉濡者,以脾虚为主,若见舌质暗,苔腻,形体肥胖,脉沉滑者,则为痰湿为主。再次是需辨瘀血轻重,脂肪肝日久亦可发展为肝纤维化,甚至肝硬化。因此可见瘀血之证,可有舌暗紫,胁肋部刺痛,久病则可见腰酸腿软,失眠等肝肾亏虚证。

综上所述,脂肪肝发生是多种因素导致的脾虚,继而导致痰湿、瘀血等病理产物聚集于肝木,土虚木郁,肝失疏泄,湿浊内阻于肝是其主要病机,其特点是本虚标实。"脾虚失运"为本病发病的内在基础,"痰瘀互结"为本病发生的病理关键。因此治疗上既要重视"健脾",又要"化浊"。"健脾"治本,"化浊"治标,两者相辅相成,不可偏于一方。

许多患者是在体检时发现脂肪肝,并无明显的身体不适。对于无证可辨的脂肪肝,辨病用药也是重要的治疗策略。例如,肝病名家关幼波先生在"肥人多湿""体胖多痰"中医认识的启发下,见舌苔腻、舌质暗、脉沉滑者,提出脂肪肝的形成属于湿浊凝痰,痰阻血络,应从痰湿论治,确立祛湿化痰,疏肝利胆,活血化瘀,且以化痰为重点的基本法则,制定了经验方青黛、明矾、草决明、山楂、柴胡、郁金、丹参、泽兰、六一散,临床效果良好[1]。徐列明教授治疗脂肪肝,总以健脾助运,化痰降浊为法,遣方用药上常用四君子汤合祛痰活血药,临床效果良好。近年来的药理研究表明,泽泻、生山楂、决明子、制何首乌、片姜黄、虎杖等药物均有明确的降血脂作用,临证均可选择使用[2]。

参考文献

[1] 齐京,王新颖,徐春军.关幼波中医药防治脂肪肝学术思想及临床经验[J].北京中医药,2012,31(11):824,825,847.

[2] 王庆其,夏翔.上海市名中医学术经验集(第三集)[M].北京:人民卫生出版社,2018:293-296.

【周扬解答】 脂肪肝的发生多与饮食不节、缺乏运动有关。中医治疗上是"健脾"还是"化浊"? 我觉得还是应该有所区分,不可一概而论。

有一类脂肪肝人群发病主要是因为饮食上不加节制,除了一日三餐外,零食不断,晚上还要来个夜宵,平时不运动,这样就导致摄入的热量过高,人体不能全部利用。在中医看来,这种过剩的精微营养物质如果不能被运化吸收的话，就会停滞下来，变为痰浊邪气停留于体内，所谓"胖人多痰"也就是这个道理。这类人多表现为全身性肥胖，能吃能睡，容易疲劳，重点是舌苔多白腻或偏黄腻，一派痰湿内盛的表现。对于这类脂肪肝人群，我多采用利湿化浊的方法，借助药物将体内停滞的痰浊之邪清除至体外。常用的方药如平胃二陈汤或温胆汤加减（苍术 9 g，厚朴 12 g，陈皮 9 g，半夏 15 g，茯苓 15 g，炙甘草 6 g，生山楂 30 g，荷叶 15 g，薏苡仁 30 g，枳实 9 g）。

另一类脂肪肝人群以脑力劳动者多见，他们由于工作的关系，长时间坐在电脑前，少有时间去锻炼，每天饮食上虽然摄入不多，但一天的消耗量也不大，长期如此，也会导致渐进性肥胖。此类肥胖通常以腹型肥胖为主，多伴有脂肪肝，血脂、血糖、尿酸的偏高，人容易疲劳，大便黏或偏稀，舌苔相对干净。我认为这类脂肪肝人群多属于脾失健运，由于脾胃功能的不及，导致精微营养物质不能输送至全身，停留于身体各处。在肝表现为脂肪浸润，在血管表现为血脂、血糖升高，在躯体表现为脂肪增多、腹型肥胖。表现虽多，但病机实一，皆因脾失健运之能。治疗上相应以健脾助运的方法，通过提升脾胃的运化功能，促进身体加速利用这些精微营养物质。我的经验用方是健脾化浊方（生黄芪 30 g，茯苓 15 g，山药 30 g，生山楂 30 g，荷叶 20 g，橘络 15 g，生薏苡仁 30 g，泽泻 10 g）。个人体会，腹型肥胖人群的减肥之路相对漫长一些，同样也需要生活方式的转变及运动的配合。

【肖定洪解答】　在确定脂肪肝治疗原则之前，需要先明确脂肪肝患者的体质特点及证候特征。

在易患脂肪肝人群体质类型方面，多项调查提示痰湿质人群最易患脂肪肝。宁凯笛等[1]调查了贵州 492 例非酒精性脂肪肝体质类型发现，痰湿质占 34.1%，瘀血质占 15%；吴佳[2]调查了江苏省吴江地区 150 例脂肪肝患者，发现痰湿质、气虚质及湿热质是其主要的偏颇体质类型。经升琴等[3]调查江苏省脂肪肝患者亦发现，"湿性"（痰湿质+湿热质）体质高于其他体质类型。由此可见，痰湿、湿热体质患者更易患脂肪肝。

在脂肪肝人群证候特征、病机方面的研究发现，脂肪肝病位在脾，与肝、肾关系密切；脾虚为本病基本病机，痰、湿、瘀、热、肝郁为本病主要病理要素；以脾虚肝郁为主证，兼有瘀热、湿浊、肝肾不足、阴虚内热的特点[4]。通过对体质和证候特点的分析发现，痰湿是脂肪肝的体质基础，脾虚是脂肪肝的基本病机。而痰湿与脾关系密切,《景岳全书·杂证谟·痰饮》云:"盖痰涎之化,本由水谷,使果脾强胃健,如少壮者流,则随食随化,皆成血气,焉得留而为痰。惟其不能尽化,而十留其一二,则一二为痰矣;十留三四,则三四为痰矣;甚至留其七八,则但见血气日削,而痰证日多矣。"

因此,脂肪肝的中医治疗策略上,健脾与化浊各执于一端,两者均不可偏废。

参考文献

[1] 宁凯笛,曹永芬.492例非酒精性脂肪肝患者中医体质类型分布特点[J].贵阳中医学院学报,2015,37(2):24-26.

[2] 吴佳.150例非酒精性脂肪肝人群中医体质分型研究[J].河北中医,2014,36(4):507-509.

[3] 经升琴,周青,徐君凤,等.脂肪肝患者中医体质分布及生活方式调查[J].护理研究,2016,30(9A):3167,3169.

[4] 魏华凤,柳涛,邢练军,等.793例脂肪肝患者证候分布规律[J].中西医结合学报,2009,7(5):411-417.

第20问 中医药治疗自身免疫性肝病时该如何用药?

自身免疫性肝病包括现代医学的自身免疫性肝炎、原发性胆汁性胆管炎/肝硬化和原发性硬化性胆管炎,是自身免疫失调所致。不少中药具有调节免疫功能的作用,在用于治疗自身免疫性肝病时,是否需要根据对免疫功能的不同调节作用选择中药组方,以提高疗效?如何选择?

【张文炜解答】 自身免疫性肝病(autoimmune liver disease,ALD)是一种特殊类型的慢性肝病,也被称为"自身免疫活动性慢性肝炎",是由自身免疫反应引起的肝脏慢性炎症。临床上最典型的包括自身免疫性肝炎(autoimmune hepatitis,AIH)和原发性胆汁性胆管炎/肝硬化。该类疾病的最大特点是既有慢性肝炎的肝损现象,又伴随着全身性的肝外表现,尤其在疾病的早期,有时其疾病的症状掩盖了原有的肝病表现。目前临床上对于此类疾病多运用免疫抑制剂,来抑制异常的自身免疫反应,缓解肝内炎症和消除症状,恢复肝功能,保持代偿状态和减少并发症等。西医以激素疗法为主,近年来也有些采用干细胞治疗的报道。中医文献中虽无 ALD 的记载,根据其临床表现,如倦怠乏力,纳差,上腹部胀满不适,胁肋隐痛,皮肤瘙痒或有目黄,身黄,小便黄等,可归属于中医学的"胁痛""黄疸""郁证""虚劳"等范畴。目前多认为其病因病机可归纳为湿、毒、虚、瘀四大方面。患者素体亏虚加之外感疫毒、情志失调,导致肝失疏泄,脾失健运,肝肾亏虚,渐至瘀血阻络之证。可涉及脾、胃、肝、胆等多个脏腑。

中医药治疗这类疾病具有优势,主要采用辨证施治方法。

疾病早期,多见肝郁气滞型和湿热中阻型,分别以逍遥散和藿香正气散为基础治疗。

疾病中期,多为脾气虚弱证型,宜补中益气汤化裁应用。

疾病晚期,肝肾阴虚证和脾肾阳虚证多见,常与瘀血阻络相伴。滋补肝肾以杞菊六味地黄丸加味;温补脾肾以金匮肾气丸加味;活血化瘀通络、软坚散结可选用血府逐瘀汤。

【吴眉解答】 中医认为自身免疫性肝病的发生多由于先天禀赋不足,后天外邪夹杂而致病。沈丕安[1]认为素体肝阴不足,又肝气郁结日久,或脾失健运,湿热内郁等均可发病。刘平[2]认为 AIH 病因有素体禀赋不足,后天失养或长期情志抑郁,复感湿热疫毒,或药物误伤。施伯安等[3]认为 AIH 的病机以肝肾禀赋不足为本,风热外邪、肝气郁滞为标,是诱因和内、外因相互影响而造成的肝脏损伤。

西医以单独应用糖皮质激素或小剂量激素联合硫唑嘌呤治疗 AIH,可缓解症状,已成为国际公认的治疗方案。但激素在使用的过程中,有着治疗周期长,副作用明显,复发率高等问题,而联合中医药协同治疗,有着事半功倍的疗效。此外,有医者指出免疫性疾病,不可再服用黄芪等补益类中药,因为此类药物可增强机体免疫功能[4],诱发免疫功能的亢进,加重病情。但王灵台教授指出如患者确实存在气虚之象,可加用补益药如黄芪、党参等。药理研究也提示,黄芪对免疫性肝损伤小鼠的肝脏具有明显保护作用,可发挥修复肝细胞的作用。但扶正不可过度,用量需审慎,故临证或以太子参代替[5]。

尚未达到激素治疗指征的患者可以中医药治疗。部分 AIH 患者,虽肝功能长期异常但尚不需激素治疗的患者,可以根据其临床表现,辨证施治。较为常见的证型为脾虚湿滞、气滞血瘀及肝肾阴虚等。

已在应用激素或免疫抑制剂治疗的 AIH 患者,中医辨证论治可减轻激素的副作用,增加患者的依从性。大多学者认为,糖皮质激素为阳刚之品,具"纯阳"之性,类似于中药学中的温阳药,其作用大多与肾相关。在糖皮质激素的应用过程中,中医证候大致按"阴虚火旺→气阴两虚→阳虚→阴阳两虚"的规律表现[6]。因此,针对不同阶段患者的临床表现,辨证用药,可以减轻患者因使用糖皮质激素带来的不适,从而能提高患者依从性和疗效。

参考文献

[1] 沈丕安.现代中医免疫病学[M].北京:人民卫生出版社,2003:459-464.
[2] 刘平.现代中医肝脏病学[M].北京:人民卫生出版社,2002:256-260.
[3] 施伯安,邵凤珍,张俊富.滋肾柔肝方治疗自身免疫性肝炎30例临床观察[J].长春中医药大学学报,2008,24(3):271,272.
[4] 刘印华,赵志强,李树义,等.黄芪多糖对免疫功能影响的体内实验研究[J].河北医药,2015,37(4):485-487.
[5] 范兴良,祝峻峰.王灵台论治原发性胆汁性肝硬化(胆管炎)经验[J].上海中医药杂志,2016,50(8):1-4.
[6] 万姜维,刘锋.中医药治疗糖皮质激素副作用研究进展[J].河南中医,2016,36(5):914-917.

【薛冬英解答】

在辨证施治的基础上,可以根据中药药理学的研究成果选择中药治疗 ALD。

可重用甘草借其"类激素"样作用来抑制机体的自身免疫反应,单用甘草制剂可治疗没有达到激素应用指征的患者,联合常规激素治疗可提高疗效、缩短激素治疗的疗程并减少不良反应。

ALD 病程长,多见瘀血内阻的证候,常用活血化瘀的中药,如鳖甲、丹参、红花、赤芍、川芎等。这些活血化瘀药具有一定的抗组织损伤、抗炎作用,也可抑制 TNF-α、IL-1、IL-8 等因子的表达上调,抑制白细胞活化,增强血管内皮因子表达,起到治疗自身免疫性肝炎的作用[1]。

孙韬等[2]研究发现,桃仁、丹参、莪术等药物可抑制体液免疫;白花蛇舌草、蒲公英可提高吞噬细胞功能；黄芪、党参、当归、茯苓可增强 T 淋巴细胞的功能，促进蛋白代谢，改善肝功能；连翘、垂盆草、田基黄具有保护肝脏和降酶的作用；茵陈、大黄、赤芍可利胆退黄。

文献研究表明，无论是采用单纯中医、中药替代激素还是中西医结合疗法，ALD 患者的临床症状、肝功能都可以得到明显改善。对于不能耐受常规治疗或激素依赖性 AIH 患者，选择中药替代疗法可明显减轻激素的不良反应和提高患者生活质量。

参考文献

［1］蒋麒俊.ANCA 相关免疫疾病发病机制及中医药治疗研究进展［J］.检验医学与临床，2016，13(8)：1129－1131.

［2］孙韬，卢秉久.中医辨治自身免疫性肝炎浅析［J］.实用中医内科杂志，2011，25(5)：77,78.

【周扬解答】　ALD 以女性多发，发病年龄多在绝经期前后，此时女性机体机能由盛转衰，出现冲任虚损、气血不足、阴阳失调等生理病理改变，加之素体禀赋不足，后天失养或长期情志抑郁，复感受湿热毒邪，或为药物误伤，以成此病。

病机特点上，一方面因为湿热内壅，阻碍气机，导致血行不畅，肝络郁滞；另一方面热毒久羁，耗伤阴液，以致肝肾阴虚。由于本病感受的是湿热毒邪，湿性黏滞，最易留恋，加之正气亏虚，祛邪不利，故病情迁延，缠绵难愈。

具体治疗上，我们还是要分阶段进行，因为 ALD 不同阶段的病机特点还是有所差别的。在 ALD 早期，多以湿热毒邪炽盛为主，主要表现为肝细胞的炎症，转氨酶升高，同时也兼有一些阴虚的表现。治疗重在祛邪，参以养阴凉血，可予三物黄芩汤加减，此方虽然仅有地黄、黄芩、苦参三味药，然而虚实兼顾，以实为主，契合早期自身免疫性肝病的病机特点。方中黄芩清湿热、实热、血热，一药三用；苦参助黄芩清湿热，现代药理证实，苦参不仅能抗过敏、抗炎、直接抑制免疫反应，还能抑制脂质过氧化，降酶保肝；地黄滋阴凉血，也能调节免疫，提高体内激素水平。具体应用时还可以根据情况适当加味，如活血通络之赤芍、丹参，养血柔肝之白芍、木瓜，滋阴补肾之女贞子、五味子，化湿利胆之金钱草、郁金等。在 ALD 中后期，正虚邪实已然发生变化，此阶段主要以正气亏虚为主。由于湿热之邪长时间的耗伤,或失治误治,反复不愈,伤及五脏,殃及气血,进一步发展而损伤脏腑形质,出现肝脏硬化之变。加之肝病常常累及于脾,脾土衰弱,后天生化无源,则肝肾阴精无以为济,肝无血养而失柔,肾无精填而失润,最终导致肝肾阴虚。因此,治疗上重在滋养肝肾,俟阴充血足,肝木才能重新焕发勃勃生机,具体治疗可予一贯煎为主,辅以犀角地黄汤凉血活血。

第三章　肝硬化

第 21 问　为何须重视抗肝纤维化治疗？

　　随着检验方法和检查设备的进步,慢性肝炎常被发现伴有肝纤维化。在病因治疗和保肝抗炎治疗的同时,为什么还要强调抗肝纤维化治疗呢?

【徐列明解答】　肝纤维化不是病名,而是各种慢性肝病常常伴有的一种肝脏病理改变,伴随慢性肝炎而发展,属于肝硬化前期的一种病变,与肝硬化是由量变到质变的关系。肝硬化由肝纤维化逐渐加重而来。肝纤维化形成肝硬化会造成两大危害:一是由于肝组织结构的破坏,使肝内血管受压扭曲、闭锁或动脉与静脉之间出现"短路"吻合,造成门静脉系统血管阻力增大,形成门静脉高压,导致脾肿大、腹水生成和食管胃静脉曲张,有上消化道出血的潜在危险;二是正常肝细胞之间的血液微循环通道因纤维组织成分的沉积等因素而造成狭窄,致肝内微循环障碍,影响到肝细胞的血液供应,使因炎症受损的肝细胞不易修复甚至加重损伤,直至功能正常的肝细胞愈来愈少,最后导致肝功能衰竭。上述两大危害都是致命的。由于肝纤维化是各种慢性肝病最后走向肝硬化的必经之路,因而抗肝纤维化治疗,可以阻断或减缓肝硬化的发生。就是肝癌手术后,也需要通过抗肝纤维化来治疗并发的肝硬化。正像现代肝脏病学的奠基人、已故肝病学权威 Hans Popper 教授曾指出的那样:"谁能预防或减轻肝纤维化,谁将能治愈大多数慢性肝病。"

　　活化的肝星状细胞(hepatic stellate cell, HSC)在肝纤维化形成中起了重要作用。其活化主要通过两条途径:由病因刺激损伤的肝细胞及库普弗细胞和内皮细胞等能合成分泌一些细胞因子,激活肝星状细胞,这称为旁分泌途径;而肝星状细胞活化后也能合成分泌相同的细胞因子,自我进一步激活,此谓自分泌途径。自分泌途径一旦开放,意味着即使没有病因的进一步刺激,肝纤维化也可能主动进展。因此,病因治疗和原发病的治疗不能代替抗肝纤维化治疗。即使转氨酶正常的 HBV 携带者也要注意检查是否存在肝纤维化。

由于目前国际上尚未见具有抗肝纤维化作用的化学药或生物药上市,所以西医界对抗肝纤维化治疗的热情不高。我国有数个中药制剂被批准用于临床治疗肝纤维化,大量临床数据已证实抗肝纤维化的疗效显著。

【平键解答】 肝炎病毒、乙醇、药物与毒物、代谢和遗传、胆汁淤积、自身抗体等病因所致的病程超过半年的各种肝病统称为慢性肝病。因长期病因刺激,均可导致肝实质细胞的损伤,激活 HSC,产生过多的胶原,启动肝纤维化发生,所以肝纤维化可见于大多数慢性肝脏疾病中。那么,为什么要重视肝纤维化的治疗呢?

首先,及早抗肝纤维化治疗,可阻断病情进展。肝纤维化的本质是慢性肝病过程中的一种可逆的肝组织损伤过度修复反应,主要表现为肝组织内主要由 HSC 产生的细胞外基质(extracellular matrix, ECM)的过度增生与沉积,从而导致肝脏组织结构异常改变,并影响肝脏正常生理功能。肝实质细胞在不断坏死和凋亡的同时 ECM 不断沉积,肝实质逐步被 ECM 形成的瘢痕组织取代,最终形成肝硬化,甚至门静脉高压或肝癌的发生,导致肝功能衰竭,严重威胁患者的生命和生存质量。尽管随着疫苗、抗病毒药物的应用,乙型及丙型慢性肝病患者显著减少,但由于基数较大,以及脂肪肝等其他慢性肝病发病率逐年增高,慢性肝病及肝纤维化的防治在较长一段时间内仍然会是我国健康卫生领域的重要任务。

其次,肝纤维化可隐匿进展。肝纤维化的核心事件是 HSC 的活化,而 HSC 自分泌活化途径一旦开放,即使没有病因的进一步刺激,肝纤维化仍然能够主动进展。因此,病因治疗与原发病治疗并不能够完全替代抗肝纤维化治疗。已有研究表明,在抗病毒治疗后,部分慢性病毒性肝病患者尽管病毒学应答良好,但肝组织纤维化仍持续进展。在肝功能正常的慢性乙型肝炎患者人群中,发生肝硬化和肝癌的病例并不罕见,对此类患者及早诊断肝纤维化并采取适当的治疗措施显得尤为重要。

再次,抗纤维化治疗可提高临床疗效。上海中医药大学附属曙光医院开展的慢性乙型肝炎后肝硬化的临床研究中采用抗病毒联合抗肝纤维化中药治疗肝硬化患者,用药 48 周前后的肝穿刺活组织检测结果显示,联合用药患者的肝组织纤维化改善程度显著优于单纯抗病毒治疗,血清学指标改善较单纯抗病毒者也更佳。上述提示抗肝纤维化治疗能够与抗病毒治疗起着协同作用,两者相得益彰,既有利于病毒的抑制与清除,也有利于肝组织病理损伤的改善与修复。

综上所述,肝纤维化是慢性肝病发展为肝硬化和肝功能衰竭进而导致患者完全丧失生活能力和死亡的中间过程,积极治疗肝纤维化,使之逆转或延缓其发展,对提高患者生活质量,改善患者预后,有着十分重要的意义。

【吴眉解答】 几乎所有的慢性肝病都与肝纤维化相关,肝纤维化是各种慢性肝病发展为肝硬化的必经病理过程[1]。因此,在治疗慢性肝病的过程中,除了针对病因治疗以外,更应注重抗纤维化治疗。

1. 病毒性肝炎的抗病毒治疗对肝纤维化的疗效

慢性乙型肝炎的治疗目标是持续抑制 HBV-DNA 复制,使肝病获得缓解,阻止其进展为肝硬化和肝癌。近年来,大量证据表明长期抗病毒治疗,能持续有效地抑制乙型肝炎病毒复制,可使肝纤维化逆转[2],但即使在抗病毒治疗有效的情况下,仍有一部分患者可发展为肝纤维化或者肝硬化。在一项恩替卡韦抗病毒临床观察中发现,抗病毒治疗 2 年后,88%的患者 HBV-DNA 低于检测下限,90.1%的患者 ALT 低于 1 倍上限,但只有 57%的患者肝纤维化的程度改善,仍然有 43%的患者进展为肝纤维化甚至是肝硬化[3]。在丙型肝炎的研究中,Poynard 等[4]对 4 个随机试验进行统计分析表明,聚乙二醇干扰素联合利巴韦林治疗可以逆转慢性丙型肝炎相关的肝纤维化。近来对直接抗病毒剂(direct-acting antiviral agents, DAA)药物的应用,使得丙型肝炎已经有了可治愈的可能,然而对丙型肝炎肝硬化的患者而言,虽然抗病毒治疗可以完全清除丙型肝炎病毒(HCV),但是一部分患者的肝硬化或肝纤维化程度仍然在进展。由此可见,在病因治疗的同时抗纤维化的必要性。

2. 在抗纤维化治疗中,中医药有着更大的优势

目前抗纤维化的中草药及中成药疗效及机制已有深入研究。比较有代表性的中药有丹参、冬虫夏草、桃仁、红花、黄芪等[5]。丹参具有清除氧自由基、抗脂质过氧化及保护肝细胞等功能。崔东来等[6]研究表明,丹参抗肝纤维化

机制可能与下调细胞因子、阻断库普弗细胞和 HSC 细胞活化、减少胶原组织的合成及促进自由基清除、抗脂质过氧化有关。李校天等[7]的研究结果提示,丹参可能通过抑制 EPK 及 JNK 的活化而抑制核转录因子衔接蛋白 1(AP1)的活性,从而抑制 HSC 的增殖,产生抗纤维化作用。

中药复方制剂以扶正化瘀胶囊为代表,多项研究显示该药可通过保护肝细胞、减轻肝损伤、抑制肝纤维化的形成等多种作用机制,来发挥其在抗肝纤维化、逆转肝纤维化、改善肝功能等方面的临床疗效[8]。王清兰等[9]研究表明扶正化瘀方可下调纤维化大鼠肝脏及 HSC 中的 TGF-β1/Smad 病理信号转导通路,从而起到抗纤维化的作用。

综上所述,结合病因,重视抗纤维化治疗是治疗慢性肝病的合理选择。

参考文献

[1] Mormone E, George J, Nieto N. Molecular pathogenesis of hepatic fibrosis and current therapeutic approaches[J]. Chem Biol Interact, 2011, 193(3): 225 - 231.

[2] Ashley B, Zachary G. Hepatitis B-associated fibrosis and fibrosis/cirrhosis regression with nucleoside and nucleotide analogs[J]. Expert Rev Gastroenterol Hepatol, 2012, 6(2): 187 - 198.

[3] Yokosuka O, Takaguchi K, Fujioka S, et al. Long-term use of entecavir in nucleoside-naïve Japanese patients with chronic hepatitis B infection[J]. J Hepatol, 2010, 52(6): 791 - 799.

[4] Poynard T, Mchutchison J. Impact of pegylated interferon alfa-2b and ribavirn on liver fibrosis in patients with chronic hepatitis C[J]. Gastroenterology, 2012, 122(5): 1303 - 1313.

[5] 何潇,徐海帆.肝纤维化治疗进展[J].医学综述,2009,15(23): 3639 - 3642.

[6] 崔东来,姚希贤,姚金锋,等.丹参抗大鼠肝纤维化作用与机制研究[J].中华临床医药杂志,2002,3(13): 5 - 7.

[7] 李校天,杨书良,王军民,等.丹参对肝星状细胞丝裂原活化蛋白激酶通路的抑制作用[J].解放军医学杂志,2006,31(1): 22 - 24.

[8] 赵长青,吴艺青,徐列明.扶正化瘀胶囊抗肝纤维化的临床疗效和作用机制[J].中西医结合学报,2006,4(5): 467 - 472.

[9] 王清兰,陶艳艳,沈丽,等.扶正化瘀方影响转化生长因子 β1/Smad 信号通路的抗肝纤维化作用机制[J].中西医结合学报,2012,10(5): 561 - 568.

【肖定洪解答】 肝硬化是肝纤维化未得到控制的必然结果,是肝纤维化的极期。中国台湾地区的一项研究通过多元统计分析表明慢性乙型肝炎患者存在肝硬化是进展为原发性肝癌及影响死亡率的显著独立因素[1]。丁建华等[2]以江苏泰兴市全人群为基础对原发性肝癌患者进行 1∶1 配对病例对照研究,单因素分析显示肝硬化患者较正常对照组原发性肝癌发病危险增加10.43 倍,多因素条件 Logistic 回归分析结果显示肝硬化为原发性肝癌的危险因素,其相对危险度为 5.236。因此,控制肝纤维化对防治终末期肝病具有重要意义。

目前尚缺乏治疗肝纤维化有效西药,西医以治疗原发病防治肝纤维化。实验和临床研究均表明去除病因能防治肝纤维化,甚至逆转早期肝硬化。慢性乙型肝炎患者长期有效抗病毒治疗即可改善患者肝纤维化程度。但临床上发现,即便去除原发病后,仍有部分患者的肝纤维化在进展。因此,抗肝纤维化治疗实有必要。

从抗肝纤维化治疗的疗效上看,抗肝纤维化治疗也有重要意义。笔者在扶正化瘀胶囊预防消化道出血的临床随访研究中即发现 1 例单纯抗肝纤维化治疗逆转肝硬化、食管静脉曲张的案例。患者项某,男,60 岁。其在 1974 年体检时发现谷丙转氨酶升高,经保肝治疗后好转,其后转氨酶反复波动。1995 年2 月体检,B 超检查提示肝硬化,确诊为乙型肝炎后肝硬化。2003 年 12 月20 日检查示乙型肝炎病毒血清标志物:HBsAg(+)、Anti-HBe(+)、Anti-HBc(+)、Anti-HBs(-)、HBeAg(-)、HBV-DNA(-)。胃镜示食管静脉轻度曲张(食管中下段有一条静脉呈轻度曲张,黏膜完好);慢性浅表性胃炎伴局灶萎缩,HP(-)。开始服用扶正化瘀胶囊抗肝纤维化治疗,未抗病毒治疗。2003～2009 年期间血常规、肝功能、肝脾彩超检查结果基本正常。患者从纳入研究至随访到2009 年 3 月坚持服用扶正化瘀胶囊 63 个月,期间除了服用扶正化瘀胶囊外,仅服用银杏叶、维生素 E、维生素 C 及一些保健品。2004 年 12 月、2005 年12 月、2009 年 3 月 3 次胃镜检查均未提示食管静脉曲张。脾脏从 107 mm×75 mm 持续缩小至 91 mm×35 mm。

近期的一项回顾性临床研究比较了 430 例肝硬化患者的生存情况[3]。未服用扶正化瘀胶囊的患者中位存活时间为 112.1 周,服用该药患者的中位生存时间为 351.6 周,两组生存率差异有统计学意义($P=0.000$)。病因为乙型肝炎的患者(313 例)中未服用扶正化瘀胶囊组(164 例)中位存活时间为 195.9 周,5 年以上生存率为 44%;服用扶正化瘀胶囊组(149 例)中位生存时间为

336.9 周,5 年以上生存率为 59%;两组生存率差异有统计学意义($P=0.038$)。在非乙型肝炎患者(117 例)中未服用扶正化瘀胶囊组(68 例)中位生存时间为 78.1 周,5 年以上生存率为 32%;服用扶正化瘀胶囊组(49 例)的中位存活时间为 277.4 周,5 年以上生存率为 53%;两组生存率差异有统计学意义($P=0.013$)。代偿期肝硬化(92 例)中未服用扶正化瘀胶囊 47 例患者的 5 年以上生存率为 65%;服用扶正化瘀胶囊 45 例患者则为 82%;组间差异有统计学意义($P=0.027$)。失代偿期肝硬化患者(338 例)中未服用扶正化瘀胶囊组(85 例)的中位生存时间为 60.3 周,5 年以上生存率为 33%;服用扶正化瘀胶囊组(153 例)的中位生存时间为 267.7 周,5 年以上生存率为 51%;两组生存率差异有统计学意义($P=0.001$)。

从上述个案及大样本回顾性临床研究均表明治疗肝纤维化的重要性。

参考文献

[1] Lin S M, Sheen I S, Chien R N, et al. Long-term beneficial effect of interferon therapy in patients with chronic hepatitis B virus infection[J]. Hepatology, 1999, 29(3): 971-975.

[2] 丁建华,李苏平,高长明,等.泰兴市全人群肝癌病例对照研究[J].中国肿瘤, 2001,10(2): 103-105.

[3] 戈雪婧,赵长青,徐列明.扶正化瘀胶囊对肝硬化患者生存率的影响[J].中华肝脏病杂志,2017,25(11): 834-840.

第22问 肝源性糖尿病如何进行中西医结合治疗?

肝源性糖尿病是指继发于肝病的糖代谢异常,但它较少出现普通 2 型糖尿病常见的"三多一少"的临床症状,其病因病机也异于传统"消渴"。《医学心悟·三消》说:"治上消者,宜润其肺,兼清其胃""治中消者,宜清其胃,兼滋其肾""治下消者,宜滋其肾,兼补其肺"。治疗肝源性糖尿病是否还是要遵循传统的治消之法,还是可独辟蹊径?

【赵长青解答】 2 型糖尿病是一种常见的内科疾病,西药降糖疗效确切,但在肝病患者尤其是肝硬化患者中需要谨慎使用降糖西药。磺脲类制剂原则上禁用于肝硬化合并糖代谢异常患者,由于肝硬化患者肝脏储备功能降低,使用磺脲类制剂后,因药物需经肝脏降解,对肝脏有一定损害作用,可导致肝功能衰竭。双胍类制剂在肝肾功能不全的患者中有导致乳酸中毒的风险。α-糖苷酶抑制剂(如阿卡波糖等)可以延缓碳水化合物在肠道的吸收,从而降低餐后高血糖。相较其他药物而言,该药肝肾毒性较小,较适合于肝硬化合并糖代谢异常空腹血糖正常而餐后血糖升高的患者。但是因为有服用该药导致肝酶升高的报道,所以在肝功能明显受损(转氨酶超过正常上限 2 倍)时要慎用,当肝功能有恶化趋势时则必须停用,对肝功能衰竭、重度肾功能减退、有严重糖尿病并发症的患者也必须禁用。此外,该药还可引起腹胀而令部分患者不能耐受,使其在临床的应用受到限制。胰岛素是适合任何一类糖尿病的治疗药物,迄今无任何降糖药可以取代胰岛素在糖尿病治疗中的地位。目前对于肝硬化合并糖代谢异常的患者,常常建议使用胰岛素制剂治疗。但因肝硬化时,肝糖原贮量下降,容易发生低血糖现象,所以需要患者在每餐前都注射短效型胰岛素。患者往往因需长期注射、每天多次注射等原因,不愿接受此治疗方案,患者的依从性较差,使得它在临床中的应用也受到一定限制。

中医学对糖尿病已有两千多年的认识,糖尿病以其"多饮、多食、多尿、消瘦"等为主要证候表现,而隶属于中医学"消渴"的范畴。消渴病的病因比较复杂,禀赋不足、饮食失节,情志失调,劳欲过度等原因均可导致消渴。消渴病的病机主要在于阴津亏损,燥热偏胜,而以阴虚为本,燥热为标,两者互为因果。燥热伤肺,则治节失职,肺不布津,口干多饮;燥热伤胃,则胃火炽盛,消谷善饥;燥热伤肾,则肾失固摄,精微下注,尿频量多。因此,阴虚历来被认为是糖尿病的主要病因。而在针对肝硬化合并糖代谢异常患者的证候及糖代谢谱的研究中发现,其糖代谢谱的异常特征性改变与脾虚密切相关,脾虚证和阴虚证都是肝硬化合并糖代谢异常患者的主要证候表现。因此,除阴虚是主要病因外,脾虚也是肝硬化合并糖代谢异常患者的一个主要病因。阴虚是 2 型糖尿病患者和肝硬化合并糖代谢异常患者的共性病机,而脾虚则是肝硬化合并糖代谢异常区别于 2 型糖尿病的特殊病机,是与其特殊的疾病本质肝病(肝硬化)相关的一个特性病因。

前贤徐灵胎云:"欲治病者,必先识病之名,能识病名,而后求其病之所由生,知其所由生,又当辨其生之因,而症状所由异,然后考其治法"。喻嘉言也说:"先认病后用药"。通过前期对肝硬化合并糖代谢异常与肝硬化、糖尿病等不同情况的研究,我们已经认识到肝硬化合并糖代谢异常这一病症应当隶属于肝硬化这一疾病,病位在肝,它的疾病本质在于肝脏本身有了器质性的改变(肝硬化),其主要病机是"脾虚、血瘀、肝郁"。在弄清肝硬化合并糖代谢异常的疾病本质后,我们应当采取有针对性的治疗措施,"截断"疾病恶转的途径。肝硬化由肝纤维化发展而来,要截断病情的发展就必须釜底抽薪,从抗肝纤维化着手,阻断或延缓疾病的发展。因此,治疗肝硬化合并糖代谢异常,当以治疗肝硬化为本,而不能仅着眼于纠正糖代谢异常这一疾病之标。可以采用抗肝纤维化中成药如扶正化瘀胶囊等,给予"治病求本"的治疗。此外,肝硬化合并糖代谢异常与机体脾虚密切相关,其疾病的发生发展符合中医的"肝病传脾"理论。因此,治疗肝硬化合并糖代谢异常当以"实脾"为先[1,2]。"肝病实脾"法可有效改善肝硬化合并的糖代谢异常,其实质是通过增强脾主运化、升清及主肌肉等众多功能,通过改善胰岛素抵抗,起到了调控血糖的作用。

参考文献

[1] 赵长青,顾宏图,成扬,等.扶正化瘀肝糖综合治疗方案治疗乙型肝炎后肝硬化合并糖代谢异常的临床研究[J].中国中西医结合杂志,2008,28(1):24-27.

[2] 李苑,赵长青,顾宏图,等.基于"肝病传脾"理论探讨肝源性糖尿病病因病机[J].中国中医基础医学杂志,2013,19(9):1002-1005.

【陶枫解答】 我认为对此问题应当"谨慎评估利弊、合理用药"。

"我得了2型糖尿病?还是肝源性糖尿病?",经常遇到患者提出这样的问题。实际上,慢性肝脏患者可能有两种类型的血糖紊乱:2型糖尿病和肝源性糖尿病。前者常与代谢综合征相关,后者出现在肝病之后,常不伴随糖尿病危险因素(如肥胖等)。肝源性糖尿病患者由于胰岛素在肝细胞降解代谢减弱,往往伴随胰高血糖素、生长激素、胰岛素样生长因子、游离脂肪酸等升高。这些异常导致外周组织(肌肉、肝脏和脂肪)胰岛素抵抗和胰腺β细胞功能障碍,加速糖尿病发生。事实上,肝移植成功后,肝源性糖尿病可以逆转或明显改善,这表明肝功能不全直接关系到肝源性糖尿病发生。此外,HCV也与糖尿病发病相关。自身免疫紊乱、病毒本身对胰腺β细胞毒作用和HCV蛋白诱导的胰岛素受体底物-1/2 异常介导的胰岛素抵抗,这些因素都被用于解释 HCV 诱发糖尿病的机制。遗传因素也可能与肝源性糖尿病发生有关,有研究发现转录因子 7 样多肽-2 与肝源性糖尿病显著相关。

肝源性糖尿病诊断的主要依据:① 在糖尿病发生之前有明确的肝病史,有时与肝病同时发生;② 无糖尿病既往史和家族史,糖尿病症状轻或无;③ 有明确肝功能损害的临床表现、血生化检查和影像学检查的证据;④ 符合糖尿病诊断标准:空腹血糖大于 7.0 mmol/L 和/或餐后 2h 血糖大于 11.0 mmol/L;⑤ 胰岛素释放试验显示,空腹血浆胰岛素水平偏高,餐后胰岛素反应不良或反应延迟;血清 C 肽释放试验一般正常或下降,C 肽与胰岛素的比值明显减少;⑥ 血糖和糖耐量的好转或恶化与肝功能的改变相关;⑦ 排除垂体、肾上腺、甲状腺等疾病所引起的继发性糖尿病及原发性糖尿病,尤其是 2 型糖尿病。

目前,尚无充分临床证据显示降糖治疗能降低肝源性糖尿病患者的并发症和死亡率。因此,给予肝源性糖尿病患者降糖药物是具有挑战性的,尤其是那些肝硬化 Child Pugh C 级患者。因此,这些患者容易发生低血糖和乳酸酸中毒。尽管如此,我们还是建议患者应通过饮食和生活方式干预对血糖进行适当的控制;当这种干预效果不佳时,酌情考虑使用降糖药物。

降糖药物方面,磺脲类药物应避免使用。吡格列酮、二甲双胍和阿卡波糖已被证明是安全和有效的药物。其中,二甲双胍连续服用 8 年,并没有在中晚期肝功能不全患者中出现副作用。不仅如此,它可以减少死亡率、肝硬化和肝细胞癌的发生率。外源性胰岛素和磺脲类药物长期使用的安全性不清楚,有研究提示长期使用可能会增加肝癌和肝外肿瘤发病率。基于肠促胰岛素的降糖治疗,由于不通过肝脏代谢,胰高血糖素样肽-1 受体激动剂和 IV 型二肽基肽酶抑制剂(利格列汀)在肝硬化患者中逐步推广应用。其安全性也经过药物代谢动力学实验和大规模临床试验的验证。肝硬化失代偿期患者,应给予胰岛素治疗,但起始胰岛素治疗应该在住院期间开始比较稳妥。

中医学没有"肝源性糖尿病"一说。依临床表现归类,肝源性糖尿病可归属于"消渴"范畴。但是,鉴于患者合并的肝病证候,按传统的"三消"理论无法辨证。消渴可因内热积于中焦,累及于肝,肝胃郁热亦可致病,以中满内热为核心病机。此时,内热尚未伤津化燥,表现为一派壮热内炽之象。这与肝源性糖尿病由湿热疫毒致病相吻合。同时,肝病迁延日久,久病必瘀,故瘀热互结亦为常见病机。根据病程的不同阶段,可以灵活采用清肝泄热解毒、理气化瘀通络、益气养阴敛阴的方法。清肝泄热解毒方面,选三黄汤泻火解毒合大柴胡汤。以此方为基础,痰热互结宜合用小陷胸汤,胃热炽盛者合玉女煎,肠道湿热合葛根芩连汤。补气方面,黄芪、人参助热动火,党参、太子参力量薄弱,难收其效,故取西洋参气阴双补;养阴敛阴可选炙龟板、醋鳖甲,对肝硬化、脾肿大、肝癌患者效果较佳。肝源性糖尿病的中医治疗,以治肝为主,治肝健脾,结合病机辨证。本病多虚实夹杂,往往多证相兼,不应拘泥于一型一证,治疗应多法连用,法随证立,以法统方,药扣病机。山茱萸、桑寄生等多种中药成分能抑制糖异生,促进糖原合成,加强外周组织对葡萄糖的利用,这些都对肝源性糖尿病患者有潜在的获益。

综上所述,个人建议:① 在所有慢性肝病患者中筛查血糖,以早期发现肝源性糖尿病。② 肝源性糖尿病应积极治疗,以生活方式和饮食干预作为首选。③ 降糖西药应选择有安全性证据的药物,如吡格列酮、二甲双胍和阿卡波糖;失代偿期慢性肝病患者应起始胰岛素治疗。④ 中药治疗应以肝为主,治肝健脾,灵活用药。

【周扬解答】 相较于普通 2 型糖尿病,肝源性糖尿病是在严重肝损伤的基础上出现的糖代谢紊乱,其主要发生机制与肝细胞对肝糖原的转化能力下降和胰岛素受体减少有关。临床上缺乏典型糖尿病"三多一少"的症状,主要表现为食欲不振、腹胀、乏力、肝区不适或疼痛症状。实验室检查以餐后血糖升高为主,空腹血糖正常或轻度升高。

从肝源性糖尿病患者的主要临床表现看,乏力、腹胀、食欲不振乃至脾胃虚弱之象,肝区不适或疼痛为肝郁气滞之证,合而言之,本病从中医辨证角度多属于肝郁脾虚之证,这也符合肝病发展的基本规律。就肝病而言,不管何种邪气,首先影响的就是肝的疏泄功能,肝气疏泄不及或太过都会影响脾胃的运化。我们知道,脾胃为水谷之海,饮食入胃以后,经过胃的腐熟消化,将其中的精微物质转输于脾,再通过脾的运化,使这些水谷精微上输于肺,通过肺布散至全身得以利用。如果脾的运化功能受到影响,这些精微物质得不到正常的利用,就会出现问题。糖是我们体内重要的能量物质,如果硬要中西对应的话,它肯定属于水谷精微,血糖的异常升高说明它没有得到很好的利用,其直接原因就在于脾的运化出了问题,进一步上溯,最根本的原因还是在于肝失其职,疏泄不及或太过。因此,中医治疗肝源性糖尿病,健脾疏肝是为正治,两者缺一不可,用方如张锡纯之培脾舒肝汤(白术、生黄芪、陈皮、厚朴、桂枝、柴胡、生麦芽、白芍、生姜),或归芍异功散增减。

【徐列明解答】　做些补充。20多年前,由于我国食品供应短缺,治疗慢性肝病手段不多,因此,那时的医生常常要求患者多吃糖以增加能量,帮助肝脏修复损伤,这种观点已给几代人的思想打下烙印,致使现在相当多的肝病患者的自我保健措施就是多吃糖。如此一来,原本糖耐量差的患者更易出现高血糖。上述原因形成肝源性糖尿病的临床特点是餐后血糖高,但空腹血糖不太高,甚至容易出现低血糖。临床证候从属肝病的常见证型,以乏力多见,但"三多一少"症状则不明显。针对肝源性糖尿病的发病特点,其治疗应不同于2型糖尿病。对大多数患者而言,应以治疗原发病为主,如抗病毒、抑制免疫等病因治疗和抗肝纤维化治疗。中医辨证从慢性肝病,脾虚者可甘温健脾为主,阴虚者当滋补肝肾。在具体用药方面,重用黄芪、虎杖、黄精。降糖西药的选择方面,应尽可能地挑选损伤肝脏副作用小的药物,如胰岛素、二甲双胍、阿卡波糖等。为避免空腹时低血糖的发生,在两顿餐之间,可食以蛋白质为主的食物垫饥。

第23问　治疗肝硬化腹水,宜"攻"还是宜"补"? 选择的主要原则是什么?

腹水是肝硬化晚期常见的并发症,由于病机复杂且相互矛盾,治疗难度颇大,历来属于中医四大疑难病症之一。就腹水本身而言,它是水湿停聚的结果,属于邪实;然其产生,却是因肝、脾、肾等脏腑功能失调,又有本虚的一面。治疗上是先攻后补? 还是攻补兼施? 应如何决策?

【赵长青解答】　肝硬化腹水属中医学"臌胀"之"水鼓"范畴,其成因不一、多缠绵反复、变化多端、虚实错杂。初起,气结在经,久必血伤入络,累及肝、脾,迁延至肾,三脏功能失调,导致气机郁滞,水湿内停,瘀血阻络,气、血、水相互交接,进而形成臌胀。本病多为本虚标实之证,虚以肝脾肾亏虚为主,实以水气血瘀为标。临床上常采用活血化瘀、行气逐水、疏通经络、调理气机之法，补脾肾以固其本，养血疏肝以通络脉。

治疗肝硬化腹水，应根据患者正邪强弱、病情急缓之不同情势，以定攻补之策。正实邪实、宜以攻为主，兼顾扶正；正邪相当，则宜攻补兼施；正虚邪实、则当扶正为主，兼以祛邪。病情急，当急则治标，宜攻为主，兼顾补虚；病情缓，则缓则治本，宜以补为主，兼及祛邪。

晚期肝硬化腹水，多因虚致实，攻邪当以扶正为先，通过健脾、疏肝、补肾等，促使"水精四布、五经并行"，病势逐渐回转向愈。病久多瘀，当辅以活血化瘀之攻邪之剂。活血破瘀之剂，久用多易破气耗气，不宜大肆攻伐，宜徐徐和缓图之，并配以丹参、当归、鸡血藤等养血活血之药，以在祛瘀化滞过程中祛瘀生新。

中西医结合治疗肝硬化腹水时，常会使用利尿剂配合利水。利尿剂均为"祛邪之剂"，久用或大剂量应用，必会造成正气损伤，导致患者出现低血压、电解质紊乱（低钠、低钾或高钾）、血氨升高等病理现象，表现出乏力、纳呆，甚至表情淡漠、神志不清，心悸不安等症状。在西药攻邪之时，佐以黄芪、白术等健脾之药补脾以绝水源；佐以女贞子、墨旱莲等补肾之药以滋水涵木，肾旺肝荣。经验证明，重用扶正培本、补益脾肾之品，患者的证候和肝功能指标、免疫指标都能得到相应改善，说明扶正补虚是改善患者临床症状及提高血清蛋白的关键。西医认为肝硬化后，肝脏合成蛋白质减少，造成低蛋白血症，以致腹水。在利尿的同时，针对低蛋白血症，也常常配合补充蛋白，以增加机体"摄水"功能。方能取效。可见，中医与西医在利水之时，都要讲究"标本兼治"，只是中医以健脾益气"治本"，西医以补充白蛋白"治本"。

若一味补虚，不祛邪外出，则病易反复。"血不利则为水"，瘀化水行，活血化瘀，虽乃治标之术，也不可偏废。虚与瘀是互为因果的，肝病虚损严重，抵抗力低下，微循环障碍，又能因虚致瘀，导致肝脾肿大，形成癥积肿块。活血散瘀之品亦能改善肝微循环和解除循环障碍，而有消癥散结、回缩肝脾肿大之功效。故在扶正补虚的同时尚须重用活血祛瘀之品。"气为血之帅，血为气之母"，气行则血行，气滞则血瘀，反之亦然。因此，治疗本病不能见血调血、见水利水，尚应调气，方使气行血化、血化水利，互结之水瘀可解。

攻补兼施以损其有余而补其不足，补虚（健脾、补肾）与攻邪（行气、祛瘀、利水)当综合运用,根据病情之轻重缓急有所侧重,才能补偏救弊。

【周扬解答】　腹水的出现预示着肝硬化已经进入中后期,此阶段肝功能已属不良,表现为血清白蛋白及总蛋白低下,凝血时间延长及总胆红素水平升高。腹水能否顺利消退,一定程度上决定着肝硬化预后的好与坏,如腹水反复发生,甚至顽固不消,则预后不佳。个人以为,就肝硬化腹水而言,腹水是标,肝硬化是本,必须标本兼治。

正常情况下人体水液的运行涉及肺、脾、肾、三焦、膀胱等多个脏腑。《素问·经脉别论》中云:"饮入于胃,游溢精气,上输于脾,脾气散精,上归于肺,通调水道,下输膀胱。水精四布,五经并行,合于四时五脏阴阳,揆度以为常也。"明确指出了饮食进入人体胃腑后,经过胃的腐熟,饮食中的水谷精微依靠脾的转运上输至肺,经过肺的输布,借助三焦下达膀胱,完成水液代谢的全过程,并周而复始,不断循环,维持人体生命不息,中间任何脏腑功能的失调都会影响水液的运行输布。肝硬化腹水的发生虽涉及气、血、水多个方面,然论及脏腑,总不离脾、肾二脏,盖水为至阴,其本在肾,水唯畏土,其制在脾。肝硬化时,由于湿热之邪胶着不去,困阻中焦,脾失运化,加之肝用太过,克伐脾土,进一步损伤脾气,致水湿不归正化,不能上输于肺,停于中焦而化为腹水。此外,脾为后天之本,气血生化之源,肾阴肾阳亦有赖于后天脾胃的充养,如脾之健运失能,气血乏源,久则必然累及于肾,使肾气不足,蒸化无力,致使水湿停于中州,进一步加剧腹水的程度。前人消臌胀有峻下逐水治法,以牵牛子、禹功散或甘遂等通过导泻攻逐消除腹水。这是一种急功近利的治法,仅适合于治疗实证之臌胀。《黄帝内经》有云:"中满者泻之于内""下之则胀已",但《素问·至真要大论》提醒不宜攻伐太猛,提出"衰其大半而止"的原则。而肝硬化患者属"虚损生积",乃本虚标实之证,不宜用此法。《格致余论·臌胀论》云:"医不察病起于虚,急于作效。衔能希赏,病者苦于胀急,喜行利药,以求一时之快。不知宽得一日半日,其肿愈甚,病邪甚矣,真气伤矣……制肝补脾,殊为切当。"这些认识都是非常贴近临床实际的,治肝硬化腹水(包括胸水),不宜一味攻逐,而宜攻补兼施、徐徐图之,不求速效。这样如腹水经数月治疗后消退,不但可避免患者真气耗伤,反可扶助正气,推迟或不致腹水复来。具体分证论治时,根据腹水发生的早晚阶段而有所区别,肝硬化腹水初发阶段,患者除感腹胀、尿少、轻微乏力外,少有其他不适,病机多为脾虚失运,水湿内停,治当健脾利水;及至腹水反复发生,频繁使用利尿药之后,患者表现明显乏力、口干、舌红、手足不温、大便时稀等症,此时已经由脾及肾,呈现脾肾两虚,水湿内停之象,治当健脾补肾利水。

【肖定洪解答】 肝硬化腹水中医治疗宜攻还是宜补不可拘泥,而应根据患者情况,辨证施治。

肝硬化腹水属于中医学"臌胀"的范畴。本病常因酒食不节、情志所伤、血吸虫感染、久病迁延所致。病机在于肝、脾、肾三脏受病,气血水瘀积腹内,致腹部胀大而成臌胀,正如《医门法律·胀病论》云"胀病亦水外水裹、气结、血瘀"。本病的病机特点在于肝脾肾功能彼此失调,本虚标实,虚实交错。因此治疗应注意攻补兼施,补虚不忘实,泄实不忘虚。对病程较短,体质良好,腹水量多,腹胀严重,正气无明显虚损者,可短期内攻下逐水,但不能过量或长期使用,会损伤肝、脾、肾,而应遵从《素问·至真要大论》所云"衰其大半而止"的原则中病即止。在虚损方面,本病肝、脾、肾气血均亏虚,在治疗上应注意补气扶正,疏肝健脾益肾以治本。唯肝气得疏,气血得和,脾肾之气得旺,才能使腹水消退。

在治疗肝硬化腹水时,还应强化人体水液代谢功能,使之更有利于治疗。《素问·经脉别论》云:"饮入于胃,游溢精气,上输于脾,脾气散精,上归于肺,通调水道,下属膀胱。水精四布,五经并行,何于四时五脏阴阳,揆度以为常也。"由此可以看出,水液的代谢需要肺气宣达肃降,通调水道,下属膀胱;需要脾主运化,升清降浊;需要肾司开阖,温煦蒸腾,因此总结为"其源在脾""其布在肺""其司在肾",施治时宜各方兼顾。

【平键解答】 肝硬化腹水是肝硬化进展至失代偿期的主要并发症之一,多归属于中医学"臌胀"的范畴。肝失疏泄,脾失健运,肾失气化是形成臌胀的关键病机。气滞、血瘀、水停是形成臌胀的基本病理因素,其病理特点为本虚标实[1]。

治疗该病是攻还是补? 我认为回答此问题首先要辨清臌胀的虚实。尽管肝硬化腹水属于本虚标实的疾病,但不同患者或同一患者在不同病程阶段,虚实侧重都会有所不同。一般来讲,发病较急,病程较短者多实;病久不愈,反复发作,病程较长者多虚。正如《医宗金鉴·水肿胀满》指出:"先胀于内而后及于外者多实,先肿于表而后渐及于内或外虽胀内不胀者多虚。小便红赤、大便秘结者多实;小便清、大便稀溏者多虚。脉滑有力者多实;脉浮微细者多虚。"

　　根据临床表现,臌胀可分为实胀和虚胀两类证候。实胀证型包括气滞湿阻证、寒湿凝滞证、湿热蕴结证和肝脾血瘀证;虚胀证型包括脾虚水困证、脾肾阳虚证和肝肾阴虚证。治疗上,实胀可采用行气、利水、消瘀、化积等治法以消其胀。但是如前所述,臌胀病机特点是肝、脾、肾功能障碍,从病一开始即是实中有虚,使用攻法往往会耗伤脏气,并且逐水药大多峻猛,既能治病也能伤人,功伐太过、易耗正气、损伤脾土、脾土不固、肾水外溢。所以遣方用药,勿求速效,不可攻伐过猛,宜遵照"衰气大半而至"的原则,更不能盲目使用逐水药。虚胀治疗上可选用温补脾肾或滋补肝肾等治法以培其本,然而,使用补法又容易助邪增胀,故在补虚的同时又应兼顾祛邪。

　　综上所述,基于臌胀本虚标实的病机特点,治疗方法原则上应攻补兼施,扶正为本,逐水为标。利尿是肝硬化腹水治疗的主要手段之一,血瘀是肝硬化积聚之根本,因此,活血利水是该病无论虚实均可选用的重要治法,同时,补气养血,健脾补肾也是该病治疗全程均应关注的问题。腹水消退后更当以扶正固本、健脾固肾,勿忘调肝理气,调饮食,慎起居,谨防复发。

参考文献

[1] 方药中,邓铁涛,李克光,等.实用中医内科学[J].上海:上海科学技术出版社,1997:390-396.

第24问　治疗肝硬化腹水的常用利尿中药、方剂有哪些?

　　肝硬化腹水是肝硬化后期的严重并发症之一,中医药治疗肝硬化腹水,虽起效平缓,取效疗程较长,但停药后可维持较长时间不复发。由于时时顾护正气,尚无引起电解质紊乱之虞。请介绍一些常用的利尿中药和方剂。

　　【薛冬英解答】　肝硬化腹水属于中医学"臌胀"的范畴,其病程可分为早期、中期、晚期,宜分别选方治疗。

肝硬化腹水早期,腹大胀满,持久不减,伴有胁肋胀痛或疼痛,食欲不振,或进食后脘腹胀满明显,嗳气或排气后自觉舒适,肢体沉重,小便短少等,可使用木香顺气散。

肝硬化腹水中期腹大坚满:① 若按之如囊裹水,颜面微浮,下肢浮肿,脘腹痞胀,得热则舒,神疲怕寒,大便不成形,小便短少,则方药可选择实脾饮。② 若临床上伴随出现烦热口苦,渴不欲饮,面、目、皮肤均发黄,小便赤涩,大便秘或不成形,则方药可选择中满分消丸合茵陈蒿汤加减。若腹部胀急明显者,大便干结,可用舟车丸行气逐水,但因其作用峻烈,一旦大便通畅即止。③ 若出现青筋显露,腹部静脉曲张,胁下癥结如针刺,肝病面容,可见蜘蛛痣或赤丝血缕,口干不欲饮,大便色黑,则方药可选择调营饮加减。

肝硬化腹水晚期,腹大胀满,形似蛙腹,进展迅速,早宽暮急,肝病面容。① 若面色苍黄或㿠白,胸闷胃纳差,神倦怕冷,四肢不温,浮肿,小便短少,则方药可选择附子理苓汤或济生肾气丸加减。② 若腹壁青筋显露迂曲,面色晦暗,唇紫,骨瘦如柴,五心烦热,肌肤甲错,头晕耳鸣,少寐盗汗,牙龈出血或鼻出血,则方药可选择六味地黄丸合一贯煎加减,共奏滋阴柔肝之效。

外治法也是治疗腹水常用方法之一。有学者[1]对肝硬化腹水患者进行随机分组,采用常规的保肝利尿及补充白蛋白治疗作为对照,治疗组加用自拟消胀利水方(当归、川芎、枳壳、厚朴、木香、桔梗、大腹皮、徐长卿、马鞭草、莪术、玄明粉)外敷,并配合肝病治疗仪,疗效较好。

本病在临床上往往虚实互见,本虚标实,虚实夹杂,故在利尿方剂和药物的选择上,应基于辨证论治的基础上选方用药。

【赵长青解答】 利尿中药,指的是能把体内多余的水分导向偏于下行,走下焦,以小便排出形式的中药。常用药物如下。

茯苓:利水渗湿,健脾,宁心。其药性平和,利水而不伤正气,为利水渗湿要药。

猪苓:利水渗湿。

泽泻:利水,渗湿,泄热。

车前子(草):利水,清热,明目,祛痰。

玉米须:利尿消肿,清肝利胆。

薏苡仁:健脾渗湿,除痹止泻。

冬瓜皮：利尿消肿。

大腹皮：行气宽中，行水消肿。

楮实子：补肾清肝，明目，利尿。

生姜皮：行水消肿。

桑白皮：泻肺平喘，行水消肿。

金钱草：清热解毒，利水通淋。

利尿中药配合温肾药可提高利尿效果，温肾药可改善肾的血流量，提高肾的滤过率，而利尿中药可减少肾小管的重吸收，故两者合用可提高利尿作用。利尿经方和验方如下。

实脾饮（《济生方》）：厚朴、白术、木瓜、木香、草果、大腹皮、炮附子、白茯苓、干姜和生姜各 6 g，甘草 3 g，大枣 1 枚。功效：温阳健脾，行气利水。

调营饮（《证治准绳》）：当归、莪术、延胡索各 15 g，桂枝、赤芍各 12 g，茯苓 20 g，黄芪、白术各 25 g，鳖甲 10 g，丹参 15 g，葶苈子、牵牛子、大腹皮各 20 g，陈皮 12 g，甘草 10 g。功效：活血化瘀，行气利水。

当归芍药散加味[2]：当归 20 g，川芎 10 g，茯苓 30 g，白术 40 g，泽泻 10 g，生白芍 20 g，赤芍 20 g，制鳖甲 30 g，生牡蛎 30 g。功效：健脾利水，活血软坚。

消臌汤[3]：生黄芪 30 g，西洋参 6 g，麦冬 15 g，五味子 10 g，茵陈 10 g，猪苓 30 g，茯苓皮 120 g，泽泻 20 g，白术 15 g，栀子 6 g，生大黄 20 g，厚朴 10 g，大腹皮 15 g，通草 10 g，鸡内金 10 g，桃仁 10 g，赤芍 15 g，田基黄 15 g，垂盆草 15 g，玉米须 30 g，冬瓜皮 30 g。功效：益气活血，健脾利水。

加味茯苓导水汤[4]：党参 20 g，白术 25 g，茯苓 30 g，猪苓 20 g，泽泻 20 g，木香 10 g，木瓜 15 g，砂仁 10 g，紫苏梗 15 g，陈皮 15 g，大腹皮 20 g，枳壳 15 g，黄连 15 g，黄芩 15 g，知母 15 g，姜黄 15 g，甘草 10 g。功效：行气健脾，利水消肿。

黄芪五苓散[5]：黄芪 30 g，茯苓、猪苓、白术、泽泻各 15 g，桂枝 10 g。功效：健脾利水。

香砂六君子汤加减（《古今名医方论·卷一》）：砂仁、陈皮各 10 g，黄芪、白术、丹参各 30 g，半夏、木香各 8 g，党参、茯苓、炙甘草各 13 g，泽泻、车前子各 15 g。功效：健脾利水。

三消汤[6]：白术 20 g，黄芪 30 g，陈皮 15 g，大腹皮 20 g，桑白皮 20 g，茯苓皮 30 g,生姜皮 15 g,熟附子 10 g,桂枝 20 g,杏仁 20 g。功效:温阳健脾,行气利水。

五苓散合肾气丸加味(《伤寒杂病论》):白术 30 g,茯苓 30 g,猪苓 30 g,泽泻 15 g,桂枝 15 g,大腹皮 30 g,川芎 15 g,当归 15 g,丹参 15 g,赤芍 15 g,柴胡 15 g,槟榔 15 g,黄芪 30 g,制鳖甲 30 g,制附片 15 g,熟地黄 30 g,山药 30 g,山茱萸 30 g,甘草 10 g。功效:温阳化气,行水消胀。

消水汤[7]:生黄芪 30 g,葶苈子 12 g,猪苓 30 g,茯苓 30 g,泽泻 30 g,苍术 20 g,白术 20 g,川牛膝、怀牛膝各 20 g,槟榔 6 g,龟板 20 g,鳖甲 20 g。功效:益气健脾,泻肺利水。

参考文献

[1] 周长发,孙为民.吴克潜教授治疗腹水的经验[J].辽宁中医杂志,1984,6:1-2.

[2] 杨顺利.当归芍药散加味治疗乙型肝炎后肝硬化腹水 40 例疗效观察[J].中国现代医生,2009,47(32):83.

[3] 李家祥,李勇华,杨德全.消臌汤治疗乙型肝炎肝硬化腹水疗效观察[J].现代中西医结合杂志,2014,23(9):953,954.

[4] 刘春光,迟继铭,于梅,等.张琪教授应用茯苓导水汤加减治疗顽固水肿三则[J].黑龙江中医药,2015,4(3):38,39.

[5] 何义华,李力强,宾建平,等.黄芪五苓散治疗肝硬化腹水临床观察[J].新中医,2013,45(3):45-47.

[6] 杨新莉,黄冰冰,卢秉久.三消汤治疗肝硬化腹水的临床方案研究[J].辽宁中医杂志,2013,40(10):1997-2000.

[7] 刘晓彦,刘静生,张天华.刘学勤活用经方治疗肝胆病经验举隅[J].世界中西医结合杂志,2014,9(8):809-811.

【平键解答】 我推荐的利尿经方主要有以下一些。

五苓散:出自《伤寒论》,由白术、茯苓、猪苓、泽泻、桂枝组成。主治膀胱气化不利之蓄水证,方中猪苓、茯苓、泽泻甘淡渗湿,能除湿利小便。白术健脾祛湿,桂枝化气祛湿,能温通阳气,与猪苓、茯苓、泽泻同用可温阳利水,诸药相伍,甘淡渗利为主,佐以温阳化气,使水湿之邪从小便而去。有文献对全方和拆方的利尿作用进行研究,全方配伍有最佳的利尿作用。一般均加减应用于肝硬化腹水。

防己黄芪汤:出自《金匮要略》,由防己、黄芪、甘草、白术组成。方中以防己、黄芪共为君药,防己祛风行水,黄芪益气固表,兼可利水,两者相合,祛风除湿而不伤正,益气固表而不恋邪,使风湿俱去,表虚得固。臣以白术补气健脾祛湿,既助防己祛湿行水之功,又增黄芪益气固表之力,甘草调和诸药。湖南医学院将该方用于肝硬化腹水患者,可显著增加患者尿量。

猪苓汤:出自《伤寒论》,由猪苓、茯苓、泽泻、阿胶、滑石组成。方中以猪苓为君,取其归肾、膀胱经,专以淡渗利水。臣以泽泻、茯苓之甘淡,益猪苓利水渗湿之力,且泽泻性寒兼可泄热,茯苓尚可健脾以助运湿。佐入滑石之甘寒,利水、清热两彰其功;阿胶滋阴润燥,既益已伤之阴,又防诸药渗利重伤阴血。五药合用,共奏养阴利水之功。适用于肝硬化腹水阴虚明显者。

真武汤:出自《伤寒论》,由茯苓、芍药、生姜、附子、白术组成。方以附子为君药,本品辛甘性热,用之温肾助阳,以化气行水,兼暖脾土,以温运水湿。臣以茯苓利水渗湿,使水邪从小便去;白术健脾燥湿。佐以生姜之温散,既助附子温阳散寒,又合茯苓、白术宣散水湿,白芍利小便以行水气。适用于肝硬化腹水证见脾肾阳虚者。

苓桂术甘汤:出自《伤寒论》,由茯苓、桂枝、白术、炙甘草组成。方中茯苓为君,健脾利水,渗湿化饮。饮属阴邪,非温不化,故以桂枝为臣,功能温阳化饮。白术为佐,功能健脾燥湿,茯苓、白术相须,为健脾祛湿的常用组合,炙甘草一可合桂枝以辛甘化阳,以襄助温补中阳之力;二可合白术益气健脾,培土以利制水;三可调和诸药。全方温化水饮,健脾利水。文献报道可明显增加肝硬化腹水患者24 h尿量。

五皮饮:出自宋代《太平惠民和剂局方》记载该方由五加皮、地骨皮、茯苓皮、大腹皮、生姜皮组成,而明《证治准绳》记载该方由陈皮、茯苓皮、生姜皮、桑白皮、大腹皮组成。前者功用祛风除湿,利水消肿,而后者行气化湿,利水消肿,均可用于全身水肿。文献报道多采用后者用于治疗肝硬化腹水,以茯苓皮为君,取其甘淡渗利,行水消肿。臣以大腹皮下气行水,消胀除满;陈皮理气和胃,醒脾化湿。佐以桑白皮肃降肺气,以通调水道而利水消肿;生姜皮和脾降肺,行水消肿而除胀满。五药相合,共奏利水消肿之效。

除以上利水方剂外,尚有攻下逐水方剂如十枣汤、舟车丸、禹功散等,但这些方剂过于攻伐,易伤正气,临床较少应用。

常用的利尿中药选择较多,如车前子、车前草、大腹皮、猪苓、茯苓、泽泻、泽兰、白茅根、玉米须、金钱草、冬瓜皮、小茴香、滑石等,临证均可在辨证基础上加减应用。

第 25 问 肝硬化、腹腔内肿瘤形成的腹水,都属于中医学"臌胀"的范畴。此两者在治疗的过程中,有什么区别?

　　腹水是临床常见症状,以腹部胀大,皮色苍黄,甚则腹皮青筋暴露,四肢不肿或微肿为特征,又因有腹部膨胀之表现而命名,属于中医学"臌胀"的范畴。其可由肝硬化造成,也可由腹腔内肿瘤等原因形成。它们虽有类似表现,但其病因、病机、疗效和预后不尽相同,请结合各自经验阐述。

【**赵长青解答**】　原发性肝癌恶性程度高,预后差,生存时间较短。晚期肝癌合并腹水者高达 80%,一旦出现腹水,提示疾病已到终末期,患者生活质量急剧恶化,预后凶险,平均生存期仅约 12 周。肝癌可由合并肝硬化或癌瘤在肝内增殖导致肝功能严重损害,血浆白蛋白减少,血浆渗透压降低,血液渗透进入腹腔;或癌瘤、癌栓压迫阻塞门静脉导致门静脉高压,肝淋巴液代偿性增多而外漏进入腹腔;或癌瘤浸润腹膜产生炎症渗液等出现腹水。

　　肝硬化腹水和肝癌腹水都可归属于中医学"臌胀"的范畴,其基本病因病机可归纳为肝、脾、肾三脏受损,气滞、血瘀、水停于腹中。臌胀当从肝、脾、肾三脏入手,运用调肝、健脾、补肾、利水等治法,从整体上改善脏腑功能,以达到治疗腹水的目的。肝癌腹水又可归属于中医学"肝水""石水""脉胀"等范畴。晚期肿瘤患者多经历过手术或放、化疗或者介入化疗栓塞等多种治疗方法以后,使之大伤元气,脾气受损,克伐中焦脾土之阳气,造成脾胃呆滞,气血生化乏源,运化水湿功能减退。放、化疗等治疗可同时戕伐正气,使正虚邪恋,在杀伤肿瘤细胞的同时,使肝肾亏耗,久之则气、血、阴、阳俱虚,肺失肃降,脾失健运,肾不制水,阴水日聚,耗气伤阳。患者此时多以阳虚为主,症见骨瘦如柴、倦怠踡卧、喜睡懒言、舌淡苔白、脉沉微欲绝等,如不及时救治,则如残灯将灭。阴水泛滥,治当温阳利水,方选真武汤,该方主治脾肾阳虚、水气内停之证。以附子为君,大辛大热,温肾助阳,"为北方行水",又有回阳救脱之功。然制水在脾,故加白术、茯苓健脾渗湿,白芍滋阴敛阳,兼能利水。柯韵伯《名医方论》说:"肾家水体失职是下焦有寒,不能制水故也,法当壮元阳以消阴翳,逐留垢以清水源……附子、芍药、茯苓、白术四味,皆真武所重",深得仲景之法,加肉桂、淫羊藿以助火除湿,补骨脂温而不燥,为燮理阴阳之佳品。治疗肝癌腹水,尚可选用黄芪、茯苓、猪苓、薏苡仁、泽泻、车前子、冬瓜皮等利中寓补、药性缓和的药物以利水,以切合肝癌腹水患者体虚且不能耐受药性峻猛的特点。同时,亦酌情加用养阴、活血药物如女贞子、生地黄、石斛、天冬、麦冬、丹参、泽兰、牛膝、赤芍等。因为水液与机体阴液相互化生,利水的同时,阴液亦容易受损,所以运用养阴药意在防止利水太过而耗伤阴液,取利水不伤阴之意。而《金匮要略·水气病》曰:"经为血,血不利则为水",提示血瘀不行与水液停滞于体内有密切的关系,血行可进一步增强利水的功效,帮助腹水的消除,适当运用活血药可协助利水,但不宜用水蛭等峻烈活血之药,以防肝癌破裂出血等情况发生。对于早期的肝硬化腹水,正气虚损不重的患者,尚可根据患者体质状况应用攻逐水饮之法;而对于肝癌腹水患者,其正气衰败,切忌妄投峻下逐水剂,一则患者体虚不能耐受攻伐,二则攻逐水饮药多具毒性,用药不慎易对肝脏产生影响,甚至累及肾脏,终致正气衰败而难以挽回[1~3]。

肝癌腹水历来是中医的难治之症,病情复杂,变化多端,临证当微微调之,缓缓图之,逐步恢复机体脏腑气血阴阳平衡,以解除患者病痛为目的。

参考文献

[1] 庞德湘.何任教授治疗肝癌腹水方药初探[J].中华中医药杂志,2010,25(2):248-250.
[2] 汤中杰.尤建良治疗肝癌腹水的经验[J].医学传薪,2016,48(3):25,26.
[3] 皱秀美,王三虎,王志光,等.原发性肝癌腹水的中医药治疗进展[J].中国民族民间医药,2013,3:32,33,38.

【薛冬英解答】　肝硬化与腹腔内肿瘤均可引起腹水,两者引起的"臌胀"之证,既有联系,也有不同。

以病因论,两者有联系。病毒、酒精、寄生虫等均可导致肝硬化,都可能诱发肝癌发生。

以病机论,两者有异同。脾气虚弱当为臌胀之本。中医认为各种原因造成脾气亏虚,则气血生化乏源,气虚无力推动血运,血虚无以充盈脉道,最后可致瘀血内着肝脏。肝血瘀滞乃臌胀之枢纽,肝血瘀滞,则血络痹阻,水渗络外,导致腹水形成[1]。肝硬化与肝癌的病机基本相同,无论"硬化"还是"肿瘤"都可视为气滞血瘀,是血瘀内结所导致的病理产物,不同点主要在于病机的发展速度与程度。这与肝癌的病因也有一定关系。如肝癌由肝硬化发展而成,则脾虚血滞水停的发展过程清晰。如肝癌为转移而来,则病机进展迅速,邪毒直入肝经。

从临床表现看,两者各有特点。臌胀为气血水互结,三者临证仍有孰轻孰重之分[2]。肝硬化患者多以水湿偏重,临床可见腹胀且大,膨隆明显,肚脐突出,按之腹部坚满,如囊裹水,叩之声浊,动摇则有水声。肝癌患者的临床表现更偏于血瘀明显,腹胀坚满,腹部青筋暴露,腹中触及积块,两胁刺痛,面色黧黑,舌质紫暗,脉细涩。当然也不可一概而论,如肝硬化日久,也可出现血瘀证候明显。

治疗方面,两者各有侧重。从历史上看,臌胀的证治经历了由应用泻下药为主逐渐向补虚药为主的转变[3]。这与临床上肝硬化、肝癌患者病程相对长,多为虚实夹杂之证有关。臌胀的用药特点总以平淡为主,平补平泻,扶正与祛邪相结合,体现了臌胀的治疗"以平为期"的特点。肝硬化与肝癌患者用药的区别还应参照患者的具体临床表现,一般来说,肝硬化患者以水湿偏重,治疗方面应着重利水渗湿,兼顾理气;肝癌患者血瘀偏重且虚证更明显,治疗方面需着重活血化瘀。当然,西医的治疗也不可或缺,是否能控制原发病是影响预后的重点。病毒性肝炎应积极控制病毒,肝癌患者如有条件应尽早手术切除肿瘤。中医西医当取长补短,一方面去除病因,另一方面改善症状,以期更好地为患者解除痛苦。

参考文献

[1] 侯留法,张静荣,赵玉瑶.臌胀病机探讨[J].河南中医药学刊,1995(3):2-6.
[2] 陈湘君.中医内科学[M].上海:上海科学技术出版社,2004:250.
[3] 池晓玲,蔡高术,萧焕明.古代不同历史时期对臌胀证治及用药规律探析[J].世界中医药,2009,4(2):105,106.

【周扬解答】 肝硬化和腹腔内肿瘤形成的腹水虽都属于中医学"臌胀"的范畴,但各自形成的病因不同,涉及的脏腑不一样,发生机制上也有所区别,因此,治疗上也不完全一样。

肝硬化腹水首先在于肝、脾的功能彼此失调,肝气久郁,势必克犯脾土,致脾土衰败,水无所制,而成泛滥之势。脾之运化失职,清阳不升,水谷之精微不能输布以奉养他脏,浊阴不降,水湿不能转输以排泄体外,病延日久,肝脾俱虚,进而累及肾脏亦虚。肾阳虚,无以温养脾土,使脾阳愈虚而成脾肾阳虚证。肾阴虚,肝木失其滋荣,或素体阴虚,亦可出现肝肾阴虚证。概括而言,肝硬化腹水的形成是因肝、脾、肾功能相互失调,终至气滞、血瘀、水停腹中,肝在其中起到非常重要的作用,可以说是首发因素。治疗上根据病程和正邪关系,一般发病初期多肝脾失调,气滞湿阻,采用理气祛湿、健脾利水等法。及至后期,病体日渐虚弱,病机上出现脾肾阳虚或肝肾阴虚,治宜健脾温肾和滋养肝肾。

腹腔肿瘤引发的腹水,一般多出现于肿瘤的中晚期阶段,由于癌毒长时间的损伤,机体气血日渐耗伤,病程迁延累及肾阳、脾阳,肾阳虚不足以化气行水,脾阳虚不能运化水液,而致水停、气滞、血瘀,水聚于内,臌形于外,外似有余,内实不足,三焦决渎无权,水液内聚而成臌,病性上多为本虚标实,虚实夹杂,本虚以脾胃虚弱为主,日久及肾,标实以水停为主,兼有气滞、血瘀、癌毒于腹内。因此,癌性腹水的治疗重在健脾补肾,参以抗癌解毒,在药物使用上也多选择一些既能利水,又有解毒功效的药物,如半边莲、白花蛇舌草等。

【肖定洪解答】 肝硬化、腹腔内肿瘤形成的腹水都有"色苍黄,腹筋起"的临床表现,都属于中医学"臌胀"的范畴。个人认为肝硬化腹水仍是人体水液代谢失常的表现,而肿瘤引起的腹水则是血与水的功能异常,表现为"血不利则为水"。《素问·经脉别论》对人体生理性水液代谢做出了很好的概况,云"饮入于胃,游溢精气,上输于脾,脾气散精,上归于肺,通调水道,下属膀胱。水精四布,五经并行,何于四时五脏阴阳,揆度以为常也"。肝硬化腹水的病机,可责之于脾之运化失司,清阳不升,水谷精微不能输布;浊阴不降,水湿不能传输。肿瘤性腹水的病机,可借鉴《医门法律·胀病论》之说:"凡有癥瘕、积块、痞块,即是胀病之根,日积月累,腹大如箕,腹大如瓮。"喻嘉言还认为"胀病亦不外水裹、气结、血瘀",强调了气、血、水与臌胀的关系。《医砭·肿胀》

云:"气、血、水三者,病常相因,有先病气滞而后血结者,有先病血结而后气滞者,有先病水肿而血随败者,有先病血结而水随者",揭示了气、血、水三者的病理关系。由此可以理解为肿瘤性腹水是由癥瘕、积块、痞块为诱因,脏腑受损,气、血、水瘀积腹内而成。

在治疗上,肝硬化腹水健脾化湿,升清降浊为主要原则;而肿瘤性腹水则是在治疗癥瘕、积块、痞块原发病基础上,以补气、利水渗湿和活血祛瘀为主。

第 26 问 肝硬化门静脉高压患者可以用活血化瘀中药吗?

门静脉高压是肝硬化患者常见的临床综合征,由门静脉高压引起的食管胃底静脉曲张破裂出血是肝硬化最为凶险的并发症。对于以血瘀为主要基本病机之一的肝硬化,活血化瘀是中医辨证论证的重要治法,那么,活血化瘀药是否会进一步加重肝硬化患者本身已经存在的凝血机制障碍,增加静脉曲张破裂出血的风险呢?肝硬化门脉高压患者能否应用活血化瘀中药?

【关键解答】 肝硬化门脉高压是肝硬化发展到一定阶段的常见综合征,因其常见并发症为腹水和消化道出血,在中医古籍中多散见于"臌胀""吐血""便血"等病名中。

肝硬化门静脉高压的病理基础是肝内血循环的紊乱,导致肝脏血循环障碍,门静脉血流阻力增加,形成门静脉高压,并可进一步诱发侧支循环开放,发生消化道出血等严重并发症。肝病大师关幼波先生认为"肝硬化是由于气虚血滞,以致瘀血滞留,着而不去,凝血与痰湿蕴结,阻滞血络则成痞块(肝脾肿大),进而凝缩坚硬,推之不移;若脉道受阻则络脉怒张,青筋暴露。"肝病学家姜春华教授认为"肝硬化以血瘀为先,治疗应以活血化瘀为主,使肝脏血行畅通,瘀血化除,瘀化则血行更畅,血行则瘀无所留,由此而肝气亦得畅通而无所窒碍"。因此,我们认为门静脉高压的基本病机仍是血瘀,活血化瘀类中药可以疏通肝脏的血液循环,改善血流状态,从而达到降低门静脉高压的目的。

大量的文献报道也证实活血类中药可用于治疗肝硬化门静脉高压。常用于该病的单味活血化瘀中药包括丹参、赤芍、川芎、当归等。蒋立会等[1]研究发现应用丹参注射液可以显著降低肝硬化患者(Child‐Pugh A、B级)门静脉、脾静脉内径,改善门静脉血流量,从而降低门静脉压力。刘晓艳等[2]治疗门静脉高压性胃病引起的上消化道出血的研究表明,丹参可扩张血管,减轻门静脉阻力从而降低门静脉高压;刺激胃壁分泌黏液而减轻胃黏膜的损伤,诱发内源性前列腺素的合成和释放,改善微循环,增加胃黏膜血流和氧供;抗氧化和减轻细胞内钙超载,保护胃黏膜等作用,对轻、中度出血治疗效果良好。当归除含有藁本内酯、阿魏酸等有效成分外,还有多种氨基酸和维生素等,使肝脏炎症反应明显减轻,使肝组织胶原量减少,肝硬变程度减轻。李校天等[3]用胆管结扎法制作犬肝硬化门静脉高压模型,静脉滴注当归注射液后测定用药前后肝硬化犬血流动力学及胃黏膜血流变化,发现当归可显著降低肝硬化犬的门静脉压、嵌塞肝静脉压、肝静脉压力梯度,对体循环参数平均动脉压和心率无显著影响,说明当归在降低肝硬化犬门静脉压力的同时,无全身不良反应。戴传贵等[4]报道水蛭治疗肝硬化可使门静脉宽度下降占86.0%,脾大回缩占78.0%。食道静脉曲张、蜘蛛痣或肝掌明显改善或消失占63.0%。

综上可见,活血化瘀药可用于肝硬化门静脉高压症,这类药物主要是通过抗肝纤维化、改善肝脏微循环"治本",从而增加肝脏血液的流出量,加快肝脏血液的流速,从而降低门静脉压,并不会增加出血风险。

参考文献

[1] 蒋立会,刘亚文,吴欣,等.丹参注射液对门脉高压患者血流影响的临床观察[J].中国热带医学,2006,6(3):500.

[2] 刘晓艳.复方丹参注射液治疗门脉高压性胃病出血42例[J].江西中医药,2006,37(1):31,32.

[3] 李校天,姚希贤,孟连成,等.当归对肝硬化犬门脉压力与胃黏膜血流的影响[J].中华中医学杂志,1997,21(3):104‐106.

[4] 戴传贵,王身德,戴国华.水蛭降低肝硬化门静脉高压[J].陕西中医学院学报,1995(3):49.

【吴眉解答】　中医认为,肝硬化门静脉高压和"血瘀"有着密切的关系,在治疗时应加入活血化瘀之品。然而肝硬化患者有凝血功能障碍,多有出血倾向,因此,有一部分学者认为用活血化瘀之品有导致出血的风险,应慎用。

另有一些学者有着相左的意见。王振常[1]总结了肝硬化门静脉高压的中药治疗进展,认为临床常用活血化瘀类药物有丹参、桃仁、川芎、赤芍、当归等,多可以抑制或逆转肝纤维化,抑制星状细胞增殖和转化,下调前胶原 mRNA 表达,减少胶原合成和沉淀,抑制星状细胞分泌 TGF-β 等细胞因子,增加胶原酶表达,促进胶原降解,从而有降低门脉的压力。廖文城等[2]总结了肝硬化脾大及脾功能亢进的辨证治疗方法,包括扶正化瘀散结法、益气活血解毒法、活血化瘀软坚散结法、健脾益肾通络祛瘀法等多法,均用活血化瘀之品。

此外,活血化瘀类药物有着改善肝脏微循环的作用。慢性肝病常伴有肝脏微循环障碍,使得血液流动减慢,甚至流量减少,导致门静脉高压。改善肝脏微循环与干预细胞外基质代谢在抗肝纤维化中具有同等的地位。现代医学的微循环障碍与中医学的瘀血含义有相同之处,应用有抗肝纤维化作用的活血化瘀中药或成分能够改善肝脏微循环、降低门静脉高压[3]。

由此可见,活血化瘀之品有助于改善肝硬化门静脉高压的情况。但须慎用破血活血之品,灵活思辨不可拘泥。

参考文献

[1] 张丽静,段志军.肝硬化门脉高压的肠屏障损伤与保护[J].中华临床医师杂志(电子版),2015,9(18):8-10

[2] 廖文城,陈兰玲.肝硬化脾大及脾功能亢进的中药治疗概况[J].湖南中医杂志,2014,30(4):169-171.

[3] 徐列明.改善肝脏微循环障碍的必要性和相关中药的筛选[J].临床肝胆病杂志,2013,29(4):257-263.

【肖定洪解答】 肝硬化患者因肝功能障碍,凝血因子合成减少,加上脾功能亢进和毛细血管脆性增加,常有鼻衄、牙龈出血和皮肤紫癜等。根据中医学理论,患者出现鼻衄、牙龈出血、皮肤紫癜,甚至蜘蛛痣、腹壁青筋暴露、食管胃底静脉曲张等都是血瘀证的临床表现。肝硬化患者纤维组织弥漫性增生,并形成再生结节和假小叶,阻塞脉道,脉道不通,这即是血瘀的形态学基础。

《说文解字》曰"瘀,积血也。"血瘀主要有两个方面,一是离经之血积存于体内,一是血行不畅致血液凝滞。食管静脉曲张患者的血瘀主要是后者,但当患者有上消化道出血史时,则两者均存在。食管静脉曲张患者因为瘀血阻塞脉道,脉道不通而存在出血风险,采用活血药物活血化瘀,疏浚脉道,使血液循环畅通无阻的"排堵"措施,较之于现代医学采用 β 受体阻滞剂普萘洛尔减慢心率、降低心输出量、收缩内脏血管之类"限流"措施,实为良策。

对于食管静脉曲张有出血史的患者而言,瘀血不去,新血不生,正如《血证论》曰"此血在身,不能加于好血,而反阻新血之化机",服用活血药物,既有"排堵"之效,又有"瘀去新生"之功。

我参与的"扶正化瘀胶囊预防门静脉高压患者上消化道出血的多中心随机对照试验",采用随机、对照、双盲、多中心、前瞻性临床研究方法,共纳入181 例乙型肝炎肝硬化门静脉高压患者[1]。治疗观察 2 年,再做中位时间为期50 月的随访。发现在食管静脉轻度曲张患者中,扶正化瘀胶囊组累积出血概率显著低于安慰剂组(3.4%v.s. 23.7%,$P=0.028$)。食管静脉中/重度曲张患者中,扶正化瘀胶囊组累积出血概率显著低于普萘洛尔组(15.2% v.s. 43.6%,$P=0.013$);扶正化瘀胶囊组与普萘洛尔组($P=0.147$)、扶正化瘀胶囊与普萘洛尔联用组与扶正化瘀胶囊组($P=0.147$)之间的累积出血概率的无差异则无统计学意义。在预防再出血患者中,扶正化瘀胶囊与普萘洛尔联用组和普萘洛尔组的再出血中位时间分别为 40.00 ± 17.92 个月和 7.00 ± 2.3 个月,两组间累积再出血概率有统计学意义(44.4%v.s.24.2%,$P=0.035$)。这表明扶正化瘀胶囊能明显降低肝硬化食管静脉曲张患者累积出血概率。

参考文献

[1] 肖定洪,顾杰,蔡虹,等.扶正化瘀胶囊预防肝硬化患者食管静脉曲张破裂出血的随机对照多中心临床研究[J].中华肝脏病杂志,2014,22(8):594-599.

【徐列明解答】　回答这个问题,需要具体分析。正在出血的患者,应当以止血为主,不建议应用活血化瘀中药。而为了预防出血,则可以适当应用此类药物。理由有四点:第一,根据中医有关瘀血的理论,血脉中瘀滞的血液属瘀血,离经之血是瘀血,某些肿块也是瘀血。活血化瘀作用复杂,如果把活血仅仅看成促进血液流动,必然会有"门静脉系统已因血容量增加而扩张,再'活血'增加血容量将导致门静脉压力更高,使曲张的食道胃底静脉破裂出血"的担忧。其实活血化瘀重在"化瘀",通过化瘀疏通血脉,软坚散结。扶正化瘀胶囊抗肝纤维化而软坚散结,改善肝脏微循环而疏通血脉,是治疗肝硬化门静脉高压有效的中医作用机制。对于已有上消化道出血的患者而言,瘀血不去,新血不生;瘀血不除,血不循经又可再次出血;且出血之后,气随血失,气不摄血,极易反复出血;或余邪未清,血不得宁,妄动出血。故活血化瘀、扶助正气、兼清余邪,以防再出血,实乃上上之策。第二,我们通过多年的研究,把中医的"瘀血"与肝纤维化联系在一起,认为肝纤维化就是"瘀",位于肝窦周围的肝星状细胞收缩也可认为是一种"瘀"。肝星状细胞的收缩可使肝窦缩小,阻力增大,导致进入肝窦的血流减少,流速变慢甚至停滞,类似"瘀血阻络"的状态。因此能抑制肝星状细胞收缩的活血化瘀中药可抗肝纤维化,也有改善肝脏微循环的作用。第三,西医以药物预防食管胃静脉曲张破裂出血,首选 β 受体阻滞剂普萘洛尔(心得安)。该药是通过减慢心率、降低心输出量、收缩内脏血管等机制,以"限"和"堵"的方法降低门静脉压。而中医应用活血化瘀中药,是采用"疏"的方法,通过抗肝纤维化,改善肝脏微循环、增加肝脏血液流出量来降低门静脉压,是一种更为积极的治疗方法。我们一项中位时间为50月的临床研究证实,扶正化瘀胶囊有降低肝硬化食管静脉轻度曲张患者累积上消化道出血概率的长期疗效;不论是否有过食管静脉曲张破裂出血史,扶正化瘀胶囊与普萘洛尔联用可长期降低食管静脉中重度曲张患者累积上消化道出血概率。第四,对活血化瘀中药,需要选择应用。不是任何活血化瘀中药都能降低门静脉高压。我们的实验证实,丹参能调节肝脏微循环的流量和改善微循环速度,文献报道丹参还可减轻红细胞聚集和清除白色微小血栓,加快肝细胞氧气的供给,并加快代谢产物的排泄。这可能是丹参改善门静脉高压的又一机制。但我们发现,肝病常用中药延胡索虽也有改善肝组织微循环的活血化瘀作用,但降低门静脉压力很有限,非但无抗肝纤维化作用,反而有加重肝组织出血坏死的趋势。丹参和延胡索虽同为活血药,但各有侧重,延胡索偏于活血以止痛,丹参重在祛瘀而生新。可见"活血"有部位之不同,"化瘀"也有各自的特点。因此,不宜盲目使用活血化瘀中药治疗肝硬化门静脉高压。

 中药如何治疗原发性胆汁性胆管炎/肝硬化患者的顽固性瘙痒症?

瘙痒是原发性胆汁性胆管炎/肝硬化患者常见临床表现,约 75%

的患者在诊断前即存在皮肤瘙痒,部分患者的顽固性瘙痒较难控制,2015年发布的《原发性胆汁性肝硬化的诊断和治疗共识》,甚至建议患者行肝移植术。那么,对原发性胆汁性胆管炎/肝硬化患者的顽固性瘙痒症,中医药该如何治疗?

【周扬解答】 原发性胆汁性胆管炎(primary biliary cholangitis, PBC),以前称为原发性胆汁性肝硬化(primary biliary cirrhosis, PBC),是一种慢性肝内胆汁淤积性疾病,临床主要表现为乏力、皮肤瘙痒和黄疸。其中瘙痒经常被认为是首发症状,约75%的患者在诊断前就存在皮肤瘙痒,瘙痒程度呈昼夜节律变化,常在下午、傍晚和前半夜加重,瘙痒的频率和强度与胆汁淤积的程度无必然联系。严重的皮肤瘙痒常常影响患者的生活质量,导致失眠进而引发疲倦、劳累、抑郁,甚至自杀倾向。

PBC引起的瘙痒症虽不能归属于温热病的范畴,但就其病机而言,却与温热病后期热入营血有相似之处,既存在阴血亏虚,同时血分也有瘀热,病虽不同,但具有相同的证,根据中医学"异病同治"的原则,可以选择犀角地黄汤用于本病的治疗。犀角地黄汤由犀角、芍药、丹皮、生地黄四味药物组成,其中犀角味苦、咸,性寒,归心、肝、胃经,能入血凉血而止血,泻火解毒,为方中之君药,现多用水牛角代之,疗效与犀角相近,惟用量需增至15~30 g。赤芍、丹皮清热凉血,活血散瘀,均入肝经,入血分泻火清热,同时又能散瘀血,使血止而不留瘀,凉血而不留邪。生地黄味甘、苦,性寒,在清热凉血的同时兼具养阴生津之效,四药合用,共同发挥凉血化瘀、养阴清热、透热散邪等多重功效,张璐在《千金方衍义》中论及犀角地黄汤时称"血得辛温则散,得苦寒则凝,此方另开寒冷散血之门"。清代医家叶天士曾将犀角地黄汤作为温热病后期热入营血证的主要用方,针对热邪亢盛、伤阴动血之现象,他在其《外感温热篇》中提出"入血就恐耗血动血,直须凉血散血",这已成为后世治疗血分证的法则。

但是单纯的养阴清热凉血只能解决PBC血分瘀热的问题,而对于因为血热生风造成的瘙痒,犀角地黄汤还缺乏一定的针对性,所以我们在具体遣方用药时适当地给予了增减,加用蝉蜕6~9 g,蛇蜕6~9 g,白蒺藜15 g以祛风止痒,使其更加符合瘙痒症治疗的需要。如果瘙痒明显,搔抓处泛红明显,则加用紫草15~30 g加强凉血解毒;若兼有目黄、小便黄,为湿热深入血分之象,则加用地肤子、白鲜皮清热利湿止痒。

【平键解答】 PBC 是一种慢性肝内胆汁淤积性疾病,表现为进行性非化脓性小胆管炎,最终可发展为肝硬化,甚至肝衰竭。该病多见于女性,以乏力、皮肤瘙痒为主要临床表现,ALP、GGT 升高,AMA、AMA-M2(+),常伴有 IgM 升高,ANA(+)。

胆汁淤积性瘙痒的特点:在女性患者中较男性常见,一般不会自发缓解,且搔抓后不能缓解。该症状的发生机制目前尚不明确,一般认为可能与胆汁淤积导致的血液中胆盐、组胺、内源性阿片类物质、自分泌运动因子增加有关。各大指南针对 PBC 存在的皮肤瘙痒治疗首选消胆胺,二线用药利福平,三线用药为阿片类拮抗剂。但是由于药物相互影响限制和严重的药物不良反应,极大地束缚了此类药物的应用。

对于瘙痒的病机认识,《外科证治全书》中的有"痒风"证的记载,认为其病机是由于湿热蕴于肌肤,疏泄不利,缠绵日久,浸淫血脉,血热生风,致湿热内风兼夹,郁于肌肤腠理之间而发。李正才等[1]认为,胆汁淤积性瘙痒属于中医学"风瘙痒"的范畴,其病因病机为肝脾失调,肝胆疏泄失常,脾失健运,湿热内生,蕴结胆道,熏蒸肌肤,肌肤脉络受阻,肌肤失养而致瘙痒。肝脏"体阴而用阳",胆汁淤积于肝脏,肝体受损,肝阴必然不足,肝不藏血则血虚,阴血亏虚,阳气偏亢,虚风内动,风盛则痒。可见,本病主要从湿热下注、血热、血虚三个方面辨证。

对于辨证为血热生风的患者,宜采用清热凉血,祛风止痒之法,可选用犀角地黄汤或消风散等方剂;对于辨证为湿热下注的患者,需用清热利湿,凉血解毒治法,可选用龙胆泻肝汤、茵陈蒿汤;兼见表证者可以采用麻黄连翘赤小豆汤等发散解表,清解湿热;对于血虚生风患者,偏于肺脾亏虚者,则选用补中益气汤、玉屏风散等益肺健脾;偏于肝肾亏虚者,可选用六味地黄汤、四物汤加减补益肝肾,养血祛风。因瘙痒常迁延难愈,久病入络,脉络瘀阻,治宜适当运用活血化瘀药,如赤芍、桃仁、红花、丹参、郁金等尤为必要。

汪承柏等[2]重用赤芍基础上加用地肤子和白鲜皮,临床上止痒效果良好。李正才等[1]研究报道采用大柴胡汤合消风散加减配合纳洛酮治疗胆汁淤积性肝病继发皮肤瘙痒有效率达 90% 以上。

中药外洗也是治疗瘙痒的重要方法。有研究报道用茵陈、苦参、薄荷、蛇床子、白鲜皮水煎外洗治疗胆汁淤积性肝病引起的瘙痒效果良好[3]。另一项报道用中药冷敷（生地黄、紫草、防风、苦参、地肤子、白鲜皮）能显著缓解慢性胆汁淤积性肝病继发的皮肤瘙痒。上述均可选择使用[4]。

参考文献

[1] 李正才.大柴胡汤合消风散加减配合纳洛酮治疗胆汁淤积性瘙痒症 32 例[J].安徽中医临床杂志,2003,15(6)：489,490.

[2] 朱云,汪承柏.汪承柏治疗重度黄疸特殊症状验案 4 则[J].中医杂志,2011,52(8)：645,646.

[3] 程雪花.中药熏洗治疗胆汁淤积性肝病患者皮肤瘙痒的疗效[J].上海护理,2011,11(2)：51,52.

[4] 宋雪艾,宋梅,孙永强,等.胆汁淤积性肝病皮肤瘙痒患者中药冷敷的效果观察[J].护理学杂志,2013,28(19)：33－35.

【薛冬英解答】　PBC 在病程中的任何阶段都会出现皮肤瘙痒,主要表现为阵发性,以夜间为重,常因瘙痒致失眠或夜寐不安,由于过度频繁地搔抓,皮肤常呈抓痕、血痂、色素沉着、湿疹化、苔藓样变等继发性损害。患者除自觉瘙痒及瘙痒所致的继发性皮损外,别无原发皮损。

瘙痒的病因可大致分为内、外、内外夹杂三方面。一是以风为主的六淫外邪侵袭人体,客于肌肤,郁于经脉,不得宣通而致痒。二是脏腑气血失和致痒,多是由于阳气外虚,卫外失固;或因久病体虚;或因年老,气血虚少,不荣肌肤,成为血虚生风致痒;或年老肾阴不足,阴虚不能滋养肌肤,发为阴虚致痒。三是内外夹杂,六淫之邪侵入肌肤,阳气被阻,郁而不畅,加之内环境湿热内生、瘀血内阻等均可致痒。PBC 患者的顽固性瘙痒症多由内因或不内外因所致,缠绵难愈,瘙痒剧烈。

对于病情初起,发病时间短,瘙痒剧烈,伴有眼、面皮肤黄染,脘腹胀闷,胃纳不佳,腹胀,大便溏或秘,方药可用龙胆泻肝汤,清热利湿止痒。若病程迁延,阴血暗耗,血虚肝旺以致生风生燥,肌肤失养。临床常见病程较长,反复发作,剧痒难耐,皮损色暗或色素沉着,或皮损粗糙肥厚,伴有口干不欲饮,胃纳差,腹胀。方药可用四物消风散加减。治以生地黄、当归滋阴养血,荆芥、防风祛风止痒,川芎行血,白鲜皮、蝉蜕清热,薄荷疏肝清热,独活、柴胡疏肝祛风。共奏养血润肤,祛风止痒。孙思邈《千金方》中说"痒症不一,血虚皮肤燥痒者,宜四物汤加防风。"故以四物汤加炒枣仁和五味子养血安神;《外科大成》曰:"风热内淫,血虚作痒者,又当凉血润燥。"赤芍易白芍加强凉血散瘀,垂盆草、平地木和白花蛇舌草清热降酶,配以乌梢蛇等祛风止痒药。有学者临床采用乌梢蛇、乌梅、防风、蛇床子、白蒺藜、徐长卿祛风止痒。《开宝本草》认为乌梢蛇"主诸风骚瘾疹,皮肤不仁,顽痹诸风"。乌梢蛇能外达皮肤,透骨搜风,止痒之力较佳,且性甘平,无毒,诚为治痒之良药。白蒺藜辛散苦泄,轻扬疏散,"宣散肝经风邪,凡因风盛而见目赤肿翳,并通身白癜瘙痒难当者,服此治无不效"(《本草求真》)。

【吴眉解答】 中医学将 PBC 引起的皮肤瘙痒归属"风瘙痒""血风疮""风疹""痒风"等病证。认为其病因多因外有风、寒、湿三邪蕴结所致,内因则有血热、血虚、血瘀三端。中医辨病辨证治疗,对于皮肤瘙痒有一定缓解作用。

其一,从外风论治。风为百病之长,其他病邪易随风而入,易兼夹寒热湿邪,侵袭人体。《外科证治全书·痒风》云:"痒风,遍身瘙痒,并无疮疥,搔之不止。"《外科大成》提出"风盛则痒"。风邪夹寒者,可予桂枝汤或麻黄桂枝各半汤等加减;风邪夹热者,可予银翘散、消风散等;风邪夹热者,可予麻黄连轺赤小豆汤加减。

其二,从内风论治。肺气虚致卫气不固,邪气乘虚而入,宜玉屏风散、补中益气汤加减。脾气虚,不能滋润濡养肌肤,气血亏虚,则反复致病,以清胃散、防风通圣散加减。以肝肾阴血亏虚为主,宜六味地黄丸、四物汤加减等。

其三,从血论治。《诸病源候论》云:"血气相搏,而俱往来于皮肤之间,邪气微,不能冲击为痛,故但瘙痒也。"治风先治血,血热血虚血瘀皆可致痒。以营血伏热为主,当用犀角地黄汤加味;病久,气血亏虚,血虚则肌肤失养,化燥生风,选用当归饮子、四物汤加减。古人有"久病必瘀"之说,可选用活血化瘀之品。

此外,现代药理研究表明,中药祛风之品具有抗组胺、抗过敏、镇静止痒的作用。如秦皮、柴胡能抗组胺及 5 - 羟色胺,防风有抗 IV 型变态反应作用。全蝎、威灵仙等能抗乙酰胆碱及组胺,具有抗 I 型变态反应作用。乌梢蛇能外达皮肤,透骨搜风,为治痒之良药。另外,久病入络,脉络瘀阻,可运用活血化瘀药,如赤芍、桃仁、红花、丹参、郁金等[1]。"治病求本",退黄保肝药也有助于减轻瘙痒。

另外相关报道,对于局限性皮肤瘙痒症,可用熏蒸、外洗、耳针、针灸等外治法。

参考文献

[1] 陈宇锋,王陆军,薛博瑜.以皮肤瘙痒为首发症状的原发性胆汁性肝硬化中医证治探讨[J].杏林中医药,2013,33(4):343-345.

第 28 问　如何从中医学角度理解肝性脑病的发病机制?

肝性脑病(hepatic encephalopathy, HE)是肝硬化的并发症,临床表现轻重不一,轻者反应迟钝、或癫或呆或昏昏欲睡,重者常为神智昏聩或昏不知人。此病发病机制尚未明了,中医学是如何看待的?

【赵长青解答】　肝性脑病属西医病名,中医学中无此病名,但常可在论述"急黄""急疫黄""瘟黄""伤寒发黄""时疫发黄""天行病急黄"等的古籍中见到相关"神昏谵语、躁扰不宁"等症状的记载。《临证指南医案》中曰:"病在肝胆胃经,三阳并而上升,故火炽则痰涌,心窍为之闭塞。"《证治汇补》也认为"或大怒而动肝火,或大惊而动心火,或痰为火升,升而不降,壅塞心窍,神明不得出入……反为痰火所役"。根据本病的临床表现,与古籍中所述"神昏""昏聩""昏蒙""谵妄""暴不知人"等神志异常疾病有相类似之处[1]。《中医药学名词》(2004)将其定义为在肝病基础上,出现以神识昏蒙为主要表现的肝病及脑的厥病类疾病。

本病的病因病机较为复杂,病因多为感受六淫(风、寒、暑、湿、燥、火)外邪,尤其是湿、热、疫、毒之邪,或内伤七情,或饮食不节(洁)、嗜酒无度、或劳倦太过、房事不节等,湿、热、疫、毒、痰、热、火、瘀、虚相互作用、互为因果可导致肝性脑病的发生。病因大致可归纳为外邪、情志饮食内伤、肝气郁结、化火生痰、毒邪内蕴等。患者机体受湿浊、痰瘀、火热、疫毒等作用,邪毒内盛而不得外泄,脑神终致蒙蔽,若内闭心包、引动肝风,则易形成肝厥;若腑气不通,气机升降失衡,清阳不升,浊阴不降,神明受扰,亦发为肝厥;肝气郁结、化火生痰、毒邪内蕴,心神被蒙,亦可肝厥。本病病机大致可概括为实证者,轻则为湿热郁结,重则为湿热酿痰、蒙蔽心包;虚证者则为气血阴阳衰败。

根据 HE 临床表现形式,众医家学者的辨证分型各有不同。王灵台等[2]曾把 HE 分为湿浊蒙闭型、毒火攻心型、阴虚阳亢型和阴阳两虚型 4 型。毛德文等[3]也将 HE 分为 4 型:① 痰迷心窍,痰湿内盛型;② 热入心包、热毒炽盛型;③ 肝阳上扰,肝肾阴虚型;④ 神明无主,阴阳两竭型。黄秋先等[4]主张将 HE 分为 5 型:① 毒火攻心,热毒炽盛型;② 湿浊蒙窍、痰气郁结型;③ 心神昏乱,营血郁热型;④ 虚火兼瘀、阴虚阳亢型;⑤ 阴竭阳脱型。姚凡等[5]对 HE 的证型及主要症状的频数进行比较与筛选,确立 HE 的主要证型为痰(湿)蒙清窍证、热扰心神证、肝郁脾虚证、(肝)阴虚风动证。

参考文献

[1] 王明刚,张荣臻.肝性脑病中医药治疗近况[J].大众科技,2016,18(199):68-70.

[2] 王灵台,唐靖一.清开冲剂治疗亚临床肝性脑病20例对比观察[J].中西医结合肝病杂志,1999,9(1):14,15.

[3] 毛德文,邱华,韦艾凌.肝性脑病的中医证治研究[J].天津中医药,2007,24(3):225-227.

[4] 黄秋先,胡肃平.重型肝炎并发肝性脑病中医辨治五法[J].中西医结合肝病杂志,2006,16(6):370-372.

[5] 姚凡.轻微型肝性脑病的中医辨证分型及其心理智能测验影响因素的研究[D].南宁:广西中医药大学,2013.

【平键解答】 HE 又称肝性昏迷,是指由肝功能严重损害或门-体分流引起的,以代谢紊乱为基础,以意识障碍、行为失常和昏迷为主要临床表现的中枢神经系统功能失调的综合征。

依据疾病进展过程,HE 一般可分为四期:一期(前驱期),轻度性格改变和行为失常,如欣快激动或淡漠少言,衣冠不整,应答尚准确,但吐词不清且较缓慢,可有扑翼样震颤。二期(昏迷前期),以意识错乱、睡眠障碍、行为失常为主,可表现为言语不清,书写障碍,甚至有幻觉、恐惧、狂躁等精神障碍表现。三期(昏睡期),以昏睡和精神错乱为主,各种神经体征持续或加重,大部分时间,患者呈昏睡状态,但可以唤醒。四期(昏迷期),神志完全丧失,不能唤醒。

HE 的临床表现,与中医文献所述"昏蒙""痴呆""郁病""厥逆""癫狂""神昏""谵妄""颤震"等临床证候类似。类似《黄帝内经》中"谵妄狂越"记载,《伤寒杂病论》描述"伤寒若吐下后不解,不大便五六日,上至十余日,日晡所发潮热,不恶寒,独语如见鬼状。若剧者,发则不识人,循衣摸床,惕而不安"等。

HE 是由多种严重肝病引起的并发症,发病机制极为复杂,现代医学提出了多种假说,主要有氨中毒假说、氨基酸失衡假说、假性神经递质假说和γ-氨基丁酸假说等。HE 的中医发病机制亦较为复杂,多数医家认同该病病机是由于病程迁延日久难愈,而致气血亏虚,阴阳失调,气机逆乱,甚至阴竭阳脱,邪扰心营,癖热痰湿蒙闭心窍,从而出现神昏、谵语等症状[1]。该病病机要点可概括为热、火、痰、浊蒙闭清窍或气血阴阳衰竭,神无所依而致。病位在清窍,与肝、脾、肾多脏功能障碍有关。病机表现为有实有虚,虚实夹杂。预后不佳,疾病后期,往往出现脏腑虚损、阳虚阴竭,甚或阴阳离决、阴微阳脱。

参考文献

[1] 黄远峰.肝性脑病的证型分析及其演变规律[D].广东:广州中医药大学,2007.

【周扬解答】　HE 多发生于各种急慢性肝病的危重阶段,根据其临床表现可归属于中医学"神昏病"的范畴,要理解本病的中医病因病机特点,还是应该从其具体临床表现入手。临床上 HE 以反复发作性的意识障碍为主,轻者仅性格、行为改变,严重者可昏迷不醒,甚至死亡。除意识改变外,HE 患者平素易见口干、乏力、视物模糊、大便不畅等症,舌多偏红或暗红,苔少或无,脉多弦细。对这些临床表现进行分析可以看出,HE 患者肝肾阴虚之象明显,因肝以阴血为体,肝病进展至 HE 阶段一般肝体明显受损,肝之阴血必然不足,因肝阴根源于肾阴,最终出现肝肾阴虚,这是 HE 发生的基本条件。

那为何又会反复出现神智异常呢? 个人以为,由于肝之阴血亏虚,无以制阳,以至于阳气偏亢,过甚的阳气化为肝风,而成肝风内动之势。但单纯的肝风扰动最多也只会导致头晕、肢颤,不足以出现神智异常,其中必然夹杂痰浊之邪,痰浊邪气借助风之力,上扰清窍,于是出现意识昏蒙。所以说,痰是 HE 发生的重要因素。

中医之痰有狭义和广义之分,其生成原因是多方面的,如肺气不利、脾不健运、肾气不足等均能影响津液的输布运行,导致水湿停留积聚,化为痰浊之邪。就 HE 而言,痰浊之邪的产生一方面由于肝木克伐脾土,脾气虚弱,运化无力,水谷精微不能正常的布散,停滞中焦而成痰;另一方面由于肝失疏泄,气机不畅,血脉瘀滞,津液流缓,怠惰沉积也可成痰。

所以说,HE 在病机特点上属于本虚标实之证,所谓本虚,即是肝肾阴虚,所谓标实,即是痰浊。两者看似矛盾,实则一体,共同促进了 HE 的发生发展。

【徐列明解答】 古人不识肝性脑病,故中医典籍中并无记载。对于轻微肝性脑病(minimal hepatic encephalopathy, MHE),由于缺乏特征性的临床表现,医生容易忽视而漏诊。即使通过生化检查和神经心理学测试方法明确诊断为 MHE 或 HE1 级,中医学恐怕还是只能将此病归于"癥积""黄疸""臌胀"等范畴。对于 HE2 级,可以归于"郁证"或"癫狂"。HE3 级可归于"癫狂"或"昏迷"。HE4 级则属于"昏迷"。

传统中医虽不识肝性脑病,但可以传统方式以证推因。HE1 级及以下 HE 的病因,与"癥积""黄疸""臌胀"等病证的病因相似,如感受湿热疫毒之邪,加之或内伤七情,或饮食不节、嗜酒无度等,致使正气受损,瘀血阻络。HE2 级及以上肝性脑病的病因,则再加上热毒炽盛、痰浊内盛等,致使热入心包或痰迷心窍。现代中医借鉴西医的研究结果,按照 HE 的氨中毒学说和肠源性内毒素学说,运用中医"通腑开窍"的治法,以含大黄为主的中药煎剂保留灌肠治疗肝性脑病,取得了良好效果[1]。

参考文献

[1] 王娜,裴燕燕,王明刚,等.肝性脑病氨中毒机制及中医通腑开窍治疗进展[J].中西医结合肝病杂志,2018,28(1): 63,64.

第29问 肝性脑病的中医药治疗?

古人不识肝性脑病(HE),其典型临床证候可散见于中医学"癫"或"昏迷"之病证。中医药能否治疗此病? 该如何治?

【赵长青解答】　HE 的中医治法多采用豁痰开窍、清热解毒、疏肝解郁、补益心脾、滋阴潜阳等,用药方式以口服中药汤剂为主,通腑灌肠及静脉滴注中药针剂为辅。可与西医治法同用[1]。

1. 辨证论治

(1)热毒炽盛,痰热蒙窍型　主证:发热不退或高热夜甚,重度黄疸,黄色鲜明,迅速加深,神志昏迷,不省人事,或躁动不安,甚则发狂,可闻及肝臭及喉中痰鸣,肝浊音界急剧缩小,大小便闭,腹胀腹水,衄血或呕血、便血,舌质红绛苔黄而燥,脉弦细数。治则:清热化痰,开窍醒神。推荐方药为涤痰汤加减:半夏 9 g,胆星 9 g,竹茹 9 g,黄连 9 g,山栀子 9 g,石菖蒲 12 g,枳实 9 g,茯苓 15 g。昏迷重者加安宫牛黄丸或至宝丹;出现抽搐震颤者,加地龙 9 g,全虫 9 g;大便秘结者,加生大黄 9 g,芒硝(冲入)9 g。

(2)痰湿内盛,痰迷心窍型　主证:黄疸深重,色暗,神志昏蒙,时清时昧,恶心呕吐,腹部膨胀,身热不扬,喉中痰鸣,尿黄而少,极度乏力,四肢困重,胸闷脘痞,口苦黏腻,舌暗红,舌苔白腻为主,或苔黄腻,淡黄垢浊,脉濡滑或濡细。治则:化湿除浊,涤痰开窍。推荐方药为菖蒲郁金汤加减合苏合香丸。石菖蒲、郁金、大腹皮、茯苓、泽泻、滑石各 15 g,茵陈蒿 20 g,藿香、连翘、山栀子各 10 g,白蔻仁、鲜竹沥各 5 g,姜汁 3 g。

(3)肝风内动,痰蒙清窍型　主证:神昏抽搐,烦躁不宁,腹大坚满,青筋暴露,或鼻衄、齿衄或皮下瘀斑。舌红绛少津,脉弦细数。治法:镇肝息风,豁痰开窍。推荐方药为羚羊角汤加减:羚羊角粉(兑入)1 g,石决明(先煎)30 g,炙龟板(先煎)9 g,生地黄 15 g,牡丹皮 15 g,菊花 15 g,白芍 10 g,夏枯草 15 g,川牛膝 15 g,石菖蒲 10 g。衄血者加水牛角粉(兑入)3 g,生三七 10 g;抽搐明显者加地龙 9 g,全蝎 9 g。

(4)肝肾阴虚,肝阳上扰型　主证:面色晦暗或黧黑,形体消瘦,眩晕,神昏谵语,躁动不安,四肢抽搐,舌干、舌红或绛,苔少或光剥,脉弦细数。治则:滋补肝肾,清热息风。推荐方药为羚羊角汤加减。水牛角粉 30 g,夏枯草、白芍、龟板各 15 g,熟地黄、牡丹皮、钩藤各 10 g,生石膏 30 g。

(5)阴阳两竭,神明无主型　主证:神志昏迷,面色苍白,四肢厥冷,循衣摸床,神昏痉厥,呼之不应,气息低微,汗出肢冷,二便失禁,舌质淡,无苔,脉微欲绝。治则:益气养阴,回阳固脱。推荐方药为参附汤合生脉散加减。人参

30 g,麦冬 15 g,五味子 9 g,制附子 12 g。若汗出不止,加黄芪 30 g,地龙 30 g,生龙骨(先煎)30 g,生牡蛎 30 g,煎汤,灌胃或鼻饲。

2. 中药保留灌肠

由于 HE 患者意识障碍,口服中药困难,因此中医特色治疗优势明显。目前研究较多的是中药保留灌肠,其操作方法大同小异,差异主要体现在组方用药上。实验研究已经证实通腑法具有抑菌和抗炎,减少毒素生成,保护肠道黏膜,阻止毒素吸收,利胆退黄,保护肝细胞,增强肝脏的解毒功能等作用,可达到"通腑开窍"的目的,对 HE 具有显著的治疗作用。

目前临床上通腑开窍灌肠的组方基本都是以大黄为主药变化而出。如清开冲剂(方药:生大黄 30 g,石菖蒲 15 g,败酱草 30 g),复方大黄煎剂(生大黄 60 g,乌梅 30 g,芒硝 20 g),中药化浊解毒醒脑液[酒大黄(后下)20 g,石菖蒲 15 g,藿香 15 g,郁金 20 g,生山楂 30 g,蒲公英 30 g,连翘 15 g,白花蛇舌草 30 g,白芍 20 g,牡蛎 50 g 等],清肠合剂(生大黄、蚤休、石菖蒲各 30 g,生枳壳 15 g,锡类散 6 g,八宝丹 0.6 g)等。也有用直肠滴注方法,方剂有通腑泄热合剂(生大黄、蒲公英、乌梅各 30 g,厚朴、枳壳各 15 g)和通腑活血汤(大黄 20 g,乌梅、赤芍、厚朴各 15 g)[2]。

参考文献

[1] 齐贺彬.肝性脑病的中医诊治[J].中国临床医生,2008,36(11):12-14.
[2] 王明刚,张荣臻.肝性脑病中医药治疗近况[J].大众科技,2016,18(199):68-70.

【周扬解答】 基于对 HE 本虚标实病机特点的认识和理解,治疗上我认为既要补虚,也要化浊,还要息风,三者缺一不可。

补虚主要是针对肝肾阴虚。唯有肝之阴血充足,阳气方能敛藏,肝风才能平息。这是非常重要的,养阴虽然不能速见其功,但却有助于肝体的恢复和肝用的正常发挥。具体治疗上可以使用一贯煎增减,既补肝血,又滋肾水。

化浊主要针对痰浊之邪。痰既是病理产物,又是促使 HE 发生的致病因素,无论患者平素有痰与否,都应该考虑使用化痰药物。如果患者没有明显热象,我常以二陈汤燥湿化痰、理气和中,同时配合远志、菖蒲祛痰开窍。若舌苔偏黄或黄腻,痰热之象明显,则可以黄连温胆汤清化痰热。

息风主要是指平息肝风。湿性重浊黏滞,其性趋下,本来无法上达于清窍,唯借风之力方可肆意妄为。肝风一息,痰浊自然敛降,因此,平抑肝风也是肝性脑病治疗中非常重要的方法,我常用石决明、生龙牡重镇潜阳以息肝风,甚者予以天麻平肝息风。

【徐列明解答】 由于 HE1 级及以下的肝性脑病,临床表现隐匿,中医还是针对"癥积""黄疸""臌胀"等病证治疗。对于 HE2 级及以上的 HE,需采用醒脑开窍法来治疗,选用安宫牛黄丸、紫雪丹、菖蒲郁金汤、合苏合香丸及醒脑静注射液等成药或中药汤剂等药物予以开窍醒脑、化痰清热解毒。

我不建议单用中医方法治疗 HE。鉴于 HE 发病机制复杂,西医和中医都未弄清,而西医和中医的治法均只在一部分患者有效,我认为应当中西医结合治疗。由于我们临床治疗的 HE,多是肝硬化相关的 C 型 HE,伴有门静脉高压或门静脉-体循环分流,故针对肝硬化基本病理变化肝纤维化的治疗方案是必需的。只要患者能够进食,还是需以中药制剂扶正补虚、活血化瘀抗肝纤维化治疗。C 型 HE 为发作型,常有诱因。我们需针对已知的致病学说控制诱因。如血氨浓度增高,需要控制蛋白质的摄入,纠正肝功能障碍和改善肠道菌群;如感染所致,需要应用清热解毒和抗生素药物;为避免电解质及酸碱平衡紊乱,需谨慎适量放腹水、补充血容量、控制严重腹泻和呕吐;在未能及时检测电解质的情况下,无论用西药还是中药都不可利尿太过;便秘是造成血氨增高的原因之一,虽然"开鬼门、洁净府"不是治疗肝硬化腹水的好方法,但是通腑导便能预防和治疗 HE,一日 3~4 次排便是必要的,如有条件以含大黄为主的中药煎剂保留灌肠则效更好。

【肖定洪解答】 笔者认为本病出现神志不清、昏迷者与"厥证"之"食厥"颇为契合。食厥者因饮食不节,积滞内停,气机阻滞,壅塞清窍。《证治准绳·诸中风》云:"中食之证,忽然厥逆昏迷,口不能言,肢不能举,状似中风,皆因饮食过伤,醉饱之后,或感风寒,或着气恼,以致填塞胸中,胃气有所不行,阴阳痞隔,升降不通,此内伤之至重者。"现今认为本病多属中焦阻滞,腑气不通,以致湿浊蒙蔽心窍,神明无主,其中腑气不通与脑窍被蒙闭是本病的两个关键病机。因此,在临床上中医药治疗 HE 也以通腑泻浊、开窍醒神为主要治则,常选择以通便作用为主的方药及灌肠等方法进行治疗,其中大黄是治疗本病的要药之一,既有通腑泻浊之功,又有推陈出新之效。

第 30 问　肝硬化患者饮食起居需注意哪些方面？

肝硬化患者尤其是失代偿期患者，常可合并如腹水、肝性脑病、上消化道出血、肝肾综合征等多种并发症，这些患者平时应该如何保养以延缓病症的发生发展？饮食起居需要注意哪些方面来避免并发症的发生？

【张文炜解答】　饮食对于疾病的治疗常有关键的作用。患上疾病之后，患者除了要积极地进行治疗，在治疗的过程中还应该重视饮食起居。肝硬化是一种常见的慢性进行性肝脏疾病，患者一般食欲较差，消化功能较弱，常常出现食欲差，易劳累，精神不佳等状况。而且往往因为饮食不注意，反之会加重病情。因此，肝硬化患者应当充分重视饮食禁忌、生活起居与注意事项。

肝硬化患者的饮食原则是高热量、高蛋白、高碳水化合物、高维生素、严格限制高脂肪摄入，以易于消化的食物为宜。当肝功能显著减退并有肝昏迷前兆时，应对蛋白质摄入进行适量控制。做到定时、定量、少食多餐，有腹水者建议低盐或无盐饮食。应忌食辛辣刺激之品、坚硬生冷及过热食物，以防并发消化道出血。

1. 绝对禁酒和避免食用可能加重病情的食物

要做到滴酒不沾。只要有肝方面的疾病，无论是肝炎、脂肪肝，还是肝硬化或肝癌，首先必须远离的就是酒，因为酒精主要靠肝脏代谢，而当肝细胞已经受损后，对酒精的代谢能力极低，大量或长期饮酒容易损伤肝脏功能，进一步加重肝功能恶化程度。肝硬化时，门静脉高压会引起食管下端、胃底和肝门静脉曲张，且常常病发胃黏膜糜烂和溃疡，患者若再食入辛辣等刺激性食物，会促使胃黏膜损伤，诱发上消化道出血。胆汁性肝硬化，应禁食肥腻多脂和高胆固醇类食物。当胸水、腹水出现时应控制盐的摄入，少盐或无盐。食道静脉曲张时应忌硬食。上消化道出血时应暂时禁食，以静脉补充营养，血止后应给予流质或半流质食物。

2. 少吃油腻、油炸食物

肝硬化的患者因为胆汁排出量不足，影响脂肪类食物及脂溶性维生素的吸收，消化能力较差，因此，油腻、油炸食物及腌制品（香肠、腊肉等）最好少吃；

同时采取少量多餐的原则,以减轻肝胆的负荷。

3. 吃易消化的蛋白质食品

如深海鱼类、低脂牛奶、蛋白、豆腐等都是不错的选择。但肝硬化晚期并有 HE 者,应严格限制蛋白质摄入。

4. 忌食过硬的食物

由于肝硬化时门静脉高压引起食管下端和胃底血管曲张、管壁变薄,粗糙食物虽经细嚼慢咽,也有可能在吞咽过程中刺破或擦破血管而引起大出血,切不可大意。

5. 控制食盐的摄入量

盐也是肝硬化饮食禁忌。肝硬化患者肝脏代谢抗利尿素的功能减弱,加上其他病理因素,使得钠盐潴留在体内,导致尿量减少,再加之血浆蛋白量的减低,易出现浮肿或腹水。因此,肝硬化患者应严格控制食盐的摄入量。

除此之外,保肝必须多吃利于解毒及利胆的蔬菜,如花椰菜、甘蓝菜、白菜、豌豆,因为它们纤维质含量最丰富,可以促进排便。此外,少吃蛋、牛奶、乳酪、小麦等容易造成过敏的食品,也需控制高脂肪、高糖食物的摄取量。

同时,肝硬化患者的起居生活习惯也要得到高度重视。

(1)避免创伤,切勿过度劳累,适当的休息,保持心情愉快,遵照医师指示服药,切勿乱服成药及中药、草药,以免增加肝脏负担。

(2)坚持适量散步,散步的时间以 20 分钟左右为宜。注意劳逸结合,培养有规律的生活习惯,循序渐进增加运动量,但均以不引起疲乏感为原则。

(3)平时多注意天气变化,及时增减衣物,预防感冒。

(4)要求患者和家属加强自我监测,如出现发热、腹围增大腹痛、呕血、黑便或精神状态的改变应及时去医院就诊。

【赵长青解答】 酒精及其代谢产物可直接对肝脏产生毒性作用,肝硬化患者绝对禁酒(包括各种含酒精的饮料)。黄曲霉素等是明确的肝毒性物质,因此,肝病患者忌食霉变食物。少食加工类食物(如腊肉、方便面、罐头食品等)。早期肝硬化患者宜优质蛋白质饮食(如鸡蛋、牛奶、瘦肉等)。有 HE 病史患者,忌短期内摄入过多的蛋白质。如果进食蛋白质总量过多,肝脏不能将蛋白质在体内代谢产生的氨转化为无毒物质排出,则可诱发或加重 HE。对存在水肿或腹水的患者,应适当控制盐的摄入。食盐的主要成分是氯化钠,钠可造成水在体内的潴留。早期肝硬化患者每天需充足的碳水化合物(米饭、面条、面包等),但当存在肝糖原转化异常,血糖偏高的患者,则要忌高糖饮食,以防出现肝源性糖尿病。肝硬化患者存在胆汁代谢异常时,脂肪的消化和吸收会受到影响,过度的脂肪摄入,会诱导脂肪肝产生,加重肝脏负担,此时宜控制脂肪的摄入量。胆汁性肝硬化患者更应采用低脂肪、低胆固醇饮食。由于肝硬化时门静脉高压可引起食管下端和胃底血管变粗、管壁变薄,此时忌食油炸粗糙,干硬的食物(竹笋、坚果等),以防刺破或擦破血管而引起大出血。宜进食软而易消化的食物。肝硬化患者多存在维生素和微量元素的缺失,宜多进食新鲜蔬菜、水果。湿热、阴虚证患者,则忌食辛辣刺激性食物,以防湿热加重,进一步耗伤阴液。脾虚证患者,则宜进食山药、薏苡仁等健脾助运食物。若肝硬化患者要服用保健品,需在医师指导下,根据每个人病情和体质合理运用,切莫盲目服用大量保健品,造成肝脏负担加重,甚至适得其反,引起肝损。

肝硬化患者应当起居规律,应顺应四时。夏天宜晚睡早起,冬天则宜早睡,并待日出后起身。肝硬化患者久病多虚,易被外邪侵袭,"虚邪贼风,避之有时",当及时根据天气变化,增减衣物。肝硬化患者切忌熬夜,保证足够的睡眠时间对肝病患者来说非常重要。《黄帝内经》指出"人卧血归于肝"。从西医的角度来说,睡眠时进入肝脏的血流量比站立时多数倍,有利于增强肝细胞功能,提高解毒能力。

肝主疏泄,肝喜疏恶郁,五脏气机之通畅和调,多有赖于肝脏的条达正常。肝硬化患者易烦躁暴怒,情绪波动强烈,"怒伤肝",大怒会导致肝气上逆,血随气上溢,影响肝疏泄的功能,加速疾病进展。忧郁、悲伤、思虑等情绪会导致肝气郁结,同样会影响肝的疏泄功能。因此,肝病患者要控制情绪,尽力做到心平气和、乐观开朗,振作精神,还要消除各种思想负担。良好的情志可以促进肝气的疏通畅达,活力焕发。

肝硬化失代偿期大量腹水或上消化道出血未愈的患者应卧床休息,不宜活动。代偿期或病情稳定的患者,可承担力所能及的轻松工作或活动,进行适度的体育锻炼,如太极拳、气功、散步等,活动量以不感觉疲劳为度。不建议参加剧烈的竞技性体育活动。

【吴眉解答】 肝硬化是慢性肝炎的终末阶段,常伴有蛋白质-能量营养不良[1,2]。蛋白质-能量营养不良的程度与疾病的进展、严重程度、并发症和肌力下降有关,严重影响肝硬化患者的临床预后、发病率和死亡率,使发生并发症的风险显著增高[3,4]。

肝硬化患者如对葡萄糖耐受不良,易出现胰岛素抵抗、糖耐量减低,甚至有发展成为糖尿病的危险[5]。过度节食会导致营养不良;营养不良也可导致肌肉减少症[6],影响肝移植术后患者的发病率和死亡率[7]。在西方国家,酒精性肝硬化比非酒精性肝硬化出现营养不良的风险更高[8,9],而在亚洲则以病毒性肝硬化营养不良更常见[10]。

欧洲肠内肠外营养学会推荐经口补充营养;当经口摄入不能满足需要时,应采用管饲(即使存在食管静脉曲张)[11]。中度或重度营养不良的肝病患者经口或肠内营养不能满足能量需求时,应立即开始肠外营养;经口或肠内营养能够满足需求但必须禁食 12 h 以上(包括夜间禁食)者,应静脉注射葡萄糖 $2 \sim 3 \ g \cdot kg^{-1} \cdot d^{-1}$;如禁食超过 72 h,应给予全胃肠外营养支持[12,13]。同时也需注意蛋白质、支链氨基酸、维生素及微量元素的摄入。

有研究者将肝硬化患者的中医证候归纳为六组,即肝气郁结、湿热内蕴、脾虚湿盛、肝肾阴虚、脾肾阳虚和血瘀组。从症状表现与病机分析来看,肝气郁结组病机多在气分,以功能受损为主,其病最轻营养不良状况也最轻;湿热内蕴与脾虚湿盛这两个证型多以病邪为主,湿浊阻中,影响脾胃消化吸收,虽有营养不良出现,但正气尚足,故患者营养状况尚可。肝肾阴虚组与脾肾阳虚组病情较重,病损及根本,出现脏器的损伤,营养消耗过重,消化吸收功能减退,出现程度较重的营养不良。血瘀组是以肝血瘀滞为主的病证,如肝硬化脾大、蜘蛛痣、肝掌、出血、瘀血点等。病情更重,营养极差,故出现营养不良情况最重。因此,可在辨证治疗中,以顾护脾胃,扶助肝肾为主。

此外,平素调适也应注意避免外伤,勿过劳,适当休息,保持大便通畅及时解决便秘等问题,不要过度用力,避免因腹内压增加,引起胃底食管静脉曲张破裂出血。注意休息,适当运动,养成规律的生活,体力活动逐渐增加的习惯。平时多注意天气变化,增减衣服,预防感冒。

参考文献

[1] Hayashi F, Momoki C, Yuikawa M, et al. Nutritional status in relation to lifestyle in patients with compensated viral cirrhosis [J]. World J Gastroenterol, 2012, 18: 5759 - 5770.

[2] Johnson T M, Overgard E B, Cohen A E, et al. Nutrition assessment and management in advanced liver disease[J]. Nutr Clin Pract, 2013, 28: 15 - 29.

[3] 贾润萍,吕蔚萍.肝硬化患者低蛋白血症的营养支持[J].河南医学研究,2011, 20: 350 - 355.

[4] Huisman E J, Trip E J, Siersema P D, et al. Protein energy malnutrition predicts complications in liver cirrhosis [J]. Eur J Gastroenterol Hepatol, 2011, 23: 982 - 989.

[5] Bragança A C, Alvares-da-Silva M R. Prevalence of diabetes mellitus and impaired glucose tolerance in patients with decompensated cirrhosis being evaluated for liver transplantation: the utility of oral glucose tolerance test [J]. Arq Gastroenterol, 2010, 47: 22 - 27.

[6] Toshikuni N, Arisawa T, Tsutsumi M. Nutrition and exercise in the management of liver cirrhosis[J]. World J Gastroenterol, 2014, 20: 7286 - 7297.

[7] Giusto M, Lattanzi B, Di Gregorio V, et al. Changes in nutritional status after liver transplantation[J]. World J Gastroenterol, 2014, 20: 10682 - 10690.

[8] Naqvi I H, Mahmood K, Salekeen S, et al. Determining the frequency and severity of malnutrition and correlating it with the severity of liver cirrhosis[J]. Turk J Gastroenterol, 2013, 24: 415 - 422.

[9] Purnak T, Yilmaz Y. Liver disease and malnutrition[J]. Best Pract Res Clin Gastroenterol, 2013, 27: 619 - 629.

[10] Teiusanu A, Andrei M, Arbanas T, et al. Nutritional status in cirrhotic patients [J]. Maedica (Buchar), 2012, 7: 284 - 289.

[11] Plauth M, Cabre E, Riggio O, et al. ESPEN guidelines on enteral nutrition: liver disease[J]. Clin Nutr, 2006, 25(2): 285 - 294.

[12] Montano-Loza A J. Clinical relevance of sarcopenia in patients with cirrhosis[J]. World J Gastroenterol, 2014, 20: 8061 - 8071.

[13] Müller M J. Malnutrition and hypermetabolism in patients with liver cirrhosis[J]. Am J Clin Nutr, 2007, 85: 1167, 1168.

【徐列明解答】 再补充几点。

肝硬化患者宜少用保健品。任何食品和药品消化吸收后,都要在肝脏代谢和转化。假如在肝脏有病的情况下,患者再吃进大量作用不确切的保健食品或某些药食两用的中药,徒然增加肝脏的负荷。

肝硬化腹水患者应少站立多平卧,促进体内潴留的水和钠盐从肾脏排出以使过多的有效血容量减少。定时量腹围、称体重和计量每天的尿量。如利尿有效,一般每日尿量宜在 1 500~2 000 mL。要限制钠的摄入,一般认为每天进入体内的钠不应超过 0.5 g（氯化钠 1.25 g）。限钠不仅仅是指少吃盐，它包括进食和用药两个方面。除控制菜肴中添加的食盐和含盐调味品（含盐味精、酱油等）外，任何含钠盐、食用碱或小苏打（碳酸氢钠）的食物都在控制之列，如面包（甜面包中也含有较多盐）、饼干或蛋糕（含有小苏打）、挂面及其他一些含碱面制品、汽水等碳酸饮料、腌腊制品、酱菜和熟菜等。海鲜味咸也应限制。早期腹水患者不需限制水的摄入。出现稀释性低钠血症时，除了要适当补充钠盐外，还要限制水的摄入，同时注意补充钾盐。对大量腹水和严重的低钠血症的患者，每天饮入水的总量不超过 1L 以控制腹水的增长和纠正低钠血症。患者宜多吃些新鲜的富含维生素的叶子蔬菜和水果，除海鲜外，各种肉、鱼和蛋都可食，但每顿数量不宜太多而品种宜多，保证必需氨基酸的足量摄入。人参或西洋参有类似激素样的作用，可以加重水液和钠在身体内的积聚，不利于腹水的消退，应当禁用。

肝硬化食管胃静脉曲张患者应避免食物对食管、胃的刺激，应当不吃酸、辣等刺激性食物，不吃冰冷的或滚烫的食物，以免使曲张血管受刺激而扩张或收缩，导致血管内压力的增加引起出血。不能直接进食粗糙之物，切不可误吞骨头、鱼刺。剧烈咳嗽、临厕努挣，都可能增加血管内的压力。飞机起降时机舱内气压改变明显，气压的波动可能带来曲张血管内外压力的失衡，引起出血。

第 31 问　肝硬化患者，特别是合并肝性脑病患者该如何加强营养、补充蛋白质？

肝硬化患者营养不良的发生率较高，以蛋白质-热量营养不良为主，在治疗中，营养支持占有极其重要的地位。肝性脑病（HE）是肝硬化常见的并发症，常可由摄入过多蛋白质等原因而引发。那么，肝硬化合并肝性脑病的患者应该如何加强营养？是否应该补充蛋白质？如何补充？

【徐列明解答】　这是一个非常棘手的问题。

肝脏是人体合成蛋白质的主要场所，在维持氨基酸代谢、氮平衡和维持血浆-组织蛋白之间的动态平衡方面起重要作用。肝硬化是一种慢性进展性的病变,处于疾病的终末期阶段,机体可出现功能蛋白和结构蛋白等各种蛋白质的合成障碍。功能蛋白中,如白蛋白合成障碍,临床常出现腹水、水肿等表现。又如凝血酶原合成障碍,可并发出血、紫癜等凝血功能障碍表现。结构蛋白中,由于肝硬化患者蛋白质代谢异常,合成速率远小于分解速率,结果使机体处于负氮平衡,临床常见肌肉消耗和体重减轻。多数失代偿期的肝硬化患者消化功能减退,进食量减少,处于营养不良状态。而临床在对 HE、自发性腹膜炎、食管胃底静脉曲张破裂出血等并发症的对症治疗时,多采用禁食、限钠或限制蛋白摄入等手段。在抽放腹水、利尿消肿过程中,又难免丢失蛋白、电解质等大量营养物质。如在防治肝硬化并发症的同时破坏机体营养摄入与消耗的平衡,易发生营养不良的风险。

肝硬化患者 HE 发作时,禁止蛋白饮食也是治疗的重要手段。然而严格限制蛋白摄入虽能防止血氨升高,但可使患者的营养状况进一步恶化,加重肝损害、增加死亡的风险。血氨浓度升高虽不是诱发 HE 的唯一因素,但可以作为补充蛋白质的监测指标。随着血氨浓度的降低和病情的缓解,在保持大便通畅(每天 3 次)的前提下,可以逐渐增加蛋白饮食,直至每天 50~60 g。蛋白种类的选择应是以植物蛋白为主,其次是牛奶、蛋、各种动物肉等。对于合并肝性脑病的患者,为了避免氮质对肝性脑病的影响,可在蛋白质摄入的形式上口服支链氨基酸制剂[1],有利于改善临床结局。

参考文献

[1] Nakaya Y, Okita K, Suzuki K, et al. BCAA-enriched snack improves nutritional state of cirrhosis[J]. Nutrition, 2007, 23(2): 113-120.

【赵长青解答】 大量进食蛋白质饮食,被认为是肝硬化患者发生 HE 的一个重要诱因。因此,传统的 HE 的饮食治疗原则建议,通过饮食控制总热能和蛋白质的摄入,减少体内代谢氨的产生,从而避免 HE 的发生及向危重方向的发展。但是,事实上,大多数肝硬化患者,尤其是失代偿期患者,多存在不同程度的营养不良。

营养不良是肝硬化患者常见的合并症,发生率为 20%~80%,并且与腹水、

HE、自发性腹膜炎、肝肾综合征等并发症及预后都密切相关。2006 年欧洲肠外肠内营养学会(ESPEN)关于肝病肠内营养的指南[1]指出,营养不良严重影响肝硬化患者的预后。研究报道了重度营养不良的肝硬化患者有较高的并发症发生率和病死率。严重的营养不良,可能导致重要的生命器官功能受损,严重的可导致恶液质引起死亡[2]。

充足的热量供给可减少内源性蛋白质的分解,是维持和改善营养状态的基础及保障。近年来,国内外专家共识及指南意见均对肝硬化合并 HE 患者由蛋白质限制到明显放宽,不建议长时间过度限制蛋白质饮食,否则会造成肌肉群减少,更易出现 HE。

目前国内外指南对热量及蛋白质摄入量尚无一致意见,一般建议肝硬化患者的热量摄入在 $104.6 \sim 146.4 \ kJ \cdot kg^{-1} \cdot d^{-1}$ 范围,蛋白质摄入量则根据有无 HE 及其程度分别给予 $0.5 \sim 1.5 \ g \cdot kg^{-1} \cdot d^{-1}$ [3]。

对肝硬化患者,尤其是伴有 HE 的患者选择适合的营养支持方案时,必须权衡利弊,应该制定个体化的蛋白质营养方案。一项随机研究显示,正常人群的营养需求只有 $0.8 \ g \cdot kg^{-1} \cdot d^{-1}$ 蛋白质,但给已发作 HE 的肝硬化患者含有 $1.2 \ g \cdot kg^{-1} \cdot d^{-1}$ 蛋白质的饮食是安全的。因此,营养不良的代偿期肝硬变患者可给予总量 $1.2 \ g \cdot kg^{-1} \cdot d^{-1}$ 氨基酸。轻度 HE 患者可以给予标准的营养,而 $3 \sim 4$ 级的严重 HE 患者,则需要给予针对肝病的特殊氨基酸的配方(支链氨基酸比例增加,芳香族氨基酸、蛋氨酸、色氨酸比例下降)。如果患者正常进食不能保证足够的营养摄入,可补充特定营养物质。当存在神志不清,不能正常饮食时,可予鼻饲。建议给予这类患者 $35 \sim 40 \ kcal \cdot kg^{-1} \cdot d^{-1}$($147 \sim 168 \ kJ \cdot kg^{-1} \cdot d^{-1}$)的能量摄入和 $1.2 \sim 1.5 \ g \cdot kg^{-1} \cdot d^{-1}$ 的蛋白质摄入。支链氨基酸可以改善患者的精神状态[4],肠外给予支链氨基酸可以显著缩短肝性脑病的病程[5],口服支链氨基酸营养补充剂可减缓肝衰竭和延长无事件生存期[6-8]。但是给予支链氨基酸对患者的长期生存似无影响[4,5]

近期一项前瞻性开放性试验显示合理的营养补充有助于改善轻微型肝性脑病[9]。也有文献报道,进食早餐可提高轻微型肝性脑病患者的注意力及操作力[10]。

总而言之,应当对肝硬化患者,尤其是并发肝性脑病的患者进行营养指标的评估,根据指南推荐,制定个体化治疗方案。

参考文献

[1] Plauth M I, Cabré E, Riggio O, et al. ESPEN guidelines on enteral nutrition: Liver disease[J]. Clin Nutr, 2006, 25(2): 285-294.

[2] Plauth M I, Cabré E, Campillo B, et al. ESPEN guidelines on parenteral nutrition: hepatology[J]. Clin Nutr, 2009, 28(4): 436-444.

[3] 中华医学会消化病学分会,中华医学会肝病学分会.中国肝性脑病诊治共识意见[J].中华肝脏病杂志,2013,21(9): 641-651.

[4] Naylor C D, O'Rourke K, Detsky A S, et al. Parenteral nutrition withbranched-chain amino acids in hepatic encephalopathy. A meta-analysis[J]. Gastroenterology, 1989, 97(4): 1033-1042.

[5] Olde Damink S W M, Jalan R, Deutz N E P, et al. Isoleucine infusion during "simulated" upper gastrointestinal bleeding improves liver and muscle protein synthesis cirrhotic patients[J]. Hepatology, 2007, 45(3): 560-568.

[6] Yoshida T, Muto Y, Moriwaki H, et al. Effect of long-term oral supplementation with branched-chain amino acid granules on the prognosis of liver cirrhosis [J]. Gastroenterol Japan, 1989, 24(6): 692-698.

[7] Marchesini G I, Bianchi G, Merli M, et al. Nutritional supplementation with branchedchain amino acids in advanced cirrhosis: a double-blind, randomized trial [J]. Gastroenterology, 2003, 124(7): 1792-1801.

[8] Muto Y, Sato S, Watanabe A, et al. Effects of oral branched chain amino acid granules on eventfree survival in patients with liver cirrhosis [J]. Clin Gastroenterol Hepatol, 2005, 3(7): 705-713.

[9] Kato A, Tanaka H, Kawaguchi T, et al. Nutritional management contributes to improvement in minimal hepatic encephalopathy and quality of life in patients with liver cirrhosis: a preliminary, prospective, open-label study [J]. Hepatol Res, 2013, 43(5): 452-458.

[10] Vaisman N, Katzman H, Carmiel-Haggai M, et al. Breakfast improves cognitive function in cirrhotic patients, with cognitive impairment[J]. Am J Clin Nutr, 2010, 92(1): 137-140.

【吴眉解答】 肝性脑病的发生是一个综合的过程,与摄入过多、肝脏鸟氨酸循环障碍,血氨升高、蛋白质代谢障碍致血浆氨基酸谱发生改变,支链氨基酸与芳香族氨基酸比例失衡,继而假性神经递质增多等均密切相关。同时凝血因子合成障碍、凝血酶原活动度降低,又可引起出血感染、诱发或加重 HE。

越来越多的循证医学证据表明,营养不良是一个最重要的影响肝硬化预后的因素。

肝硬化并 HE 患者营养治疗的目的是通过合理摄入营养物质,科学控制总热量和蛋白质,减少体内氨及代谢毒物的产生,从而促进肝细胞的修复,改善肝功能,避免 HE 的发生并阻止其向危重方向发展。一般应给予低蛋白或优质植物蛋白、高碳水化合物、低脂肪、适量热能饮食,同时要有充足的维生素[1,2]。

1. 膳食摄入模式

提倡白天均匀分配小餐和深夜复合卡路里的点心将使机体蛋白质利用最小化。白天禁食时间不应超过 3~6 h,鼓励一天中均匀分配小餐[3]。

2. 摄食种类

提倡摄入乳制品、蔬菜蛋白比混合来源及肉类蛋白具有更好的耐受性,应提倡摄入富含蔬菜和乳蛋白的饮食,如植物蛋白。并适当补充支链氨基酸[3]。

3. 合理摄入益生元或益生菌

益生元、益生菌和合生元是功能性食品成分,能调节肠道菌群,有益于宿主的生命和健康。肠道菌群在氨的产生中扮演了重要角色,使用益生元、益生菌和合生元调整肠道菌群对 HE 的治疗具有一定的价值。乳果糖可被划归为益生元,其治疗 HE 的疗效已经得到验证[3]。

4. 微量元素的摄入

水溶性维生素,尤其是硫胺素缺乏与精神症状有关。对失代偿期肝硬化或有营养不良风险的患者给予 2 周疗程的多种维生素制剂比较合理,临床上明显的维生素不足需要特别治疗。注意对钠和锌的补充[3]。

此外,对人血白蛋白是否会增加 HE 的发生率,仍然有一定的争论。有学者对比了人血白蛋白在治疗经颈静脉肝内门体分流术后 1 个月和随访期间 HE 发生率的影响。结果显示行经颈静脉肝内门体分流术后,人血白蛋白并未显著增加肝性脑病发生率。并且,人血白蛋白可减少氧化应激损伤,减轻 HE[4]。

参考文献

[1] 侯维,孟庆华.肝病患者的营养代谢特点及营养干预措施[J].北京医学,2012,34(3):208-210.

[2] 韩英,朱疆依.肝硬化患者营养代谢特点和肝性脑病的营养治疗[J].胃肠病学,
2014,19(9):513-516.
[3] 汪茂荣.《国际肝性脑病和氮质代谢共识》解读:肝硬化患者肝性脑病的营养管
理[J].实用肝脏病杂志,2013,16(4):303-305.
[4] 王然,祁兴顺,郭晓钟.《2016年意大利肝病学会和意大利输血医学及免疫血液学
会立场声明:肝硬化患者白蛋白的合理使用》摘译[J].临床肝胆病杂志,2016,
32(6):1046-1051.

【肖定洪解答】 肝硬化患者常合并有营养不良的并发症。Child-Pugh A
级及 B 级的肝硬化患者营养不良发生率为 21%～40%,C 级患者营养不良发生
率为 70%～90%,48%～80%的肝硬化患者存在热量摄入不足。肝硬化患者营
养不良降低了患者生活质量,增加了患者死亡率。肝硬化的营养不良主要表
现为骨骼肌质量减少及肌肉无力。这主要是由于肝硬化患者葡萄糖代谢异
常,营养物质利用受影响,使肝糖原合成和储存减少,糖异生增加,进而引起肝
硬化患者静息能量消耗增加。肝硬化患者的整体能量消耗测量值大约为基础
代谢率的 130%。因此,临床上,应加强对肝硬化患者的营养评估。

《慢性肝病患者肠外肠内营养支持与膳食干预专家共识》提出,对肝硬化
患者的营养支持应遵循"筛查-评定-营养干预"步骤[1]。朱鸣等[2]认为
NRS2002 较适用于肝硬化患者的营养风险筛查,在使用时应结合 MUST、BMI、维
生素 D 等指标一起使用以提高准确率,并提出适用于评估肝硬化患者的营养风
险筛查路径。诸炳骅等[3]提出的诊断模型可为中医临床参与肝硬化营养风险筛
查提供参考。应根据营养风险筛查和营养评定资料,对有营养风险的患者或已
有营养不良的患者进行营养干预。《慢性肝病患者肠外肠内营养支持与膳食干
预专家共识》推荐对肝硬化患者:① 能量供应量按每天 35～40 kcal/kg 计算。
无营养风险、无营养不良者,普通膳食的蛋白质的摄入量为 $1.2\ \text{g}\cdot\text{kg}^{-1}\cdot\text{d}^{-1}$;
严重营养不良失代偿期的患者蛋白质摄入量为 $1.5\ \text{g}\cdot\text{kg}^{-1}\cdot\text{d}^{-1}$。② 在有营
养支持适应证时,采用营养支持疗法。能够经口进食患者建议改变饮食摄入
模式,少量多餐,每日 4～6 餐,包括睡前加餐,睡前加餐应以富含碳水化合物食
物为主。③ 对于经口摄入不能达到目标能量或营养素摄入不够全面时,建议
给予口服营养补充或管饲肠内营养。肠内营养无法接受或达不到目标量 60%

时,给予补充性肠外营养。④ 建议补充多种维生素制剂、微量元素制剂和水分,临床上明显的维生素不足需要特别治疗。对 HE 患者,共识推荐蛋白质的摄入量为 0.5~1.2 g·kg^{-1}·d^{-1},推荐增加口服支链氨基酸供给[1]。

参考文献

[1] 北京医学会肠外肠内营养学专业委员会.《慢性肝病患者肠外肠内营养支持与膳食干预专家共识》专家委员会.慢性肝病患者肠外肠内营养支持与膳食干预专家共识[J].临床肝胆病杂志,2017,33(7):1236-1245.

[2] 朱鸣,平键,徐列明.肝硬化患者营养风险筛查路径的探讨[J].中华肝脏病杂志,2016,24(3):225-227.

[3] 诸炳骅,赵长青,周扬,等.应用判别分析法建立肝硬化患者营养风险筛查模型[J].临床肝胆病杂志,2017,33(6):1106-1111.

第四章　肝　癌

 肝恶性肿瘤的中医治疗策略,"攻"还是"补"?

　　有人认为肝恶性肿瘤乃"瘀、毒"所致,当以攻法除之;也有医者根据先贤"壮人无积,虚人则有之"的论述,强调采用补法以扶正抗癌。两种观点各有道理,如何采纳?

　　【张文炜解答】　肝恶性肿瘤属正虚邪实之证,中医治疗应做到"攻补兼施"。肿瘤为"邪",攻即"祛邪";机体的抗病能力(免疫力)为"正",补即"扶正"。扶正有助于机体抗御和祛除病邪;祛邪能够排除病邪的侵害和干扰,使邪去正安,则有利于正气的留存与恢复。扶正与祛邪,两者相互为用,相辅相成。当然,在疾病的发生、发展及其转归过程中,邪正的消长盛衰不是固定不变的。究竟是先祛邪后扶正,还是先扶正后祛邪? 在临床上需灵活运用,补虚泻实,不可拘泥。祛邪法常分为理气行滞、活血化瘀、软坚散结、清热解毒等方面;扶正法常分为益气健脾、补肾益精、滋阴补血、养阴生津等方面。由于肿瘤属全身性疾病基础上的局部病变,病情复杂,虚实寒热夹杂,所以以上诸法常须配合应用。常以扶正培本为重点,清热解毒、以毒攻毒、活血化瘀等为辅,从而形成肿瘤防治的方法。下面简述临床常用的 7 种治疗方式。

　　1. 扶正培本法

　　基于肿瘤为慢性消耗性疾病,属虚证。用扶正培本法,通过扶助人体正气、协调阴阳偏盛偏衰、改善人体虚弱状态,从而调整机体内环境、提高患者免疫功能、增强抵御和祛除病邪的能力,以达到抑制癌细胞的生长,为进一步治疗创造条件。扶正培本的方法很多,如补肺益气、健脾和胃、补肾益精、养阴生津等。常用的扶正药物有人参、山药、生地黄、旱莲草、龟板、鳖甲、桑葚、核桃仁、冬虫夏草、当归、百合等。从现代医学的角度出发,扶正培本治癌的机制是提高机体细胞和体液免疫功能;调节机体 CAMP 与 CGMP 比值,提高 CAMP 值,从而抑制肿瘤细胞的生长,有利于保护骨髓,增强放、化疗效,控制复发而达到抗癌、抑癌的效应;增强激素调节功能,促进垂体的肾上腺皮质功能;促进网状内皮系统的吞噬功能,改善机体免疫状态;诱导肝脏药酶,增强机体解毒能力,直接抑瘤作用[1~3]。

2. 疏肝理气法

气滞是肿瘤最基本的病机变化之一,肿瘤的发生与气机运行失调关系极为密切。理气药可以治癌,还能改善由癌细胞影响机体造成的多种紊乱状态。如乌药具有抗肿瘤和抗氧化活性[4],健脾理气中药对肿瘤肝转移有抑制作用,能有效地抑制瘤细胞在肝脏的生长,防止肝转移的形成[5]。常用的理气药物有八月札、金橘叶、陈皮、枳壳、香附、郁金、佛手柑、玫瑰花、绿萼梅、厚朴、旋覆花等。

3. 活血化瘀法

瘀血是肿瘤的病因之一。历代医家认为其系癥积、石瘕、痞癖及肚腹结块等,皆与瘀血有关。《医林改错》曰:"肚腹结块,必有形之血"。临床上几乎所有肿瘤皆存在瘀血见证。针对瘀血而采用的活血化瘀法,是肿瘤临床常用治法。活血化瘀法不但能祛邪消瘤,可配伍其他方法对瘀血引起的发热、瘀血阻络引起的出血、血瘀经络所致的疼痛等证起到一定效果。常用的活血化瘀药物有丹参、三七、赤芍、红花、郁金、桃仁等。活血化瘀类中药抗肿瘤的机制主要是具有抗癌增效作用;可调节机体免疫功能;调节神经内分泌功能;可预防放射性纤维化,减少副反应;对肿瘤细胞有直接破坏作用;可对抗肿瘤细胞引起的血小板聚集、瘤栓的形成[6~8]。

4. 清热解毒法

热毒是恶性肿瘤的主要病因病机之一。恶性肿瘤患者,尤其中、晚期患者,临床常有发热、疼痛、肿块增大、局部灼热疼痛、口渴、便秘、苔黄、脉数等证。此系毒热内蕴或邪热瘀毒表现,故应以清热解毒法治疗。常用的清热解毒药物有金银花、连翘、白花蛇舌草、半枝莲、半边莲、七叶一枝花、山豆根、板蓝根、虎杖、紫草、紫花地丁、蒲公英、鱼腥草、夏枯草、败酱草、穿心莲、黄芩、黄柏、苦参、龙胆草、大青叶、马齿苋等。清热解毒药物抗肿瘤的机制主要在于直接抑制肿瘤;清热解毒药的抗癌活性,与其他的中药相比为最强;可调整机体免疫力;具备抗炎、排毒作用;可调节内分泌功能;可阻断致癌与突变[9,10]。

5. 软坚散结法

肿瘤古称石瘕、石疽、岩等,为有形之物、坚硬如石。《黄帝内经》指出:"坚者削之……结者散之。客者除之"。所以对于肿瘤多用软坚散结法治疗。此法在临床中通常配合其他治疗肿瘤的法则和方药使用,共同达到消除肿块之目的。临床中常用的软坚散结类药物有龟板、鳖甲、牡蛎、海藻、地龙、夏枯草、莪术、半夏、胆南星、瓜蒌等。软坚散结药物抗肿瘤的机制,可能是在于直接杀伤癌细胞[11]。

6. 化痰除湿法

痰湿为机体的病理产物,又是致病因素。痰凝湿聚是肿瘤发病的基本病机之一。朱丹溪曾曰:"凡人身上中下,有块物者多属痰症。"对于肿瘤治疗,化痰除湿既可以减轻症状,还可使有些肿瘤得以控制。有些化痰、祛湿药物本身就有抗肿瘤作用。临床中常用化痰除湿药物有瓜蒌皮、贝母、杏仁、新会皮、茯苓、藿香、佩兰、薏苡仁、茯苓、泽泻、车前子等。

参考文献

[1] 王羲明.论中医药防治恶性肿瘤的优势[J].山东中医杂志,1994(7):308-312.

[2] 周本杰,陈蔚文,王建华,等.中医药防治肿瘤的基础研究进展[J].新中医,2000,(5):58,59.

[3] 张三印,杨鹏,余成浩.中医药抑制肿瘤机理的研究进展[J].时珍国医国药,2003,(5):304,305.

[4] 邢梦雨,田崇梅,夏道宗.乌药化学成分及药理作用研究进展[J].天然产物研究与开发,2017,(12):2147-2151.

[5] 陈震,于尔辛,宋明志,等.健脾理气中药抗肿瘤肝转移及其机理初步研究[J].中国临床医学,2002,1(9):46-48.

[6] 黄良文,刘建民,袁淮涛.活血化瘀中药抗肿瘤转移作用的研究进展[J].中国医药科学,2014,4(6):37-39.

[7] 郑贤炳,郭勇.活血化瘀中药抗肿瘤作用治疗窗探讨[J].浙江中西医结合杂志,2014,24(2):118-120.

[8] 沈朝萍,刘锦霞,马兰花,等.浅谈活血化瘀中药抗肿瘤转移的思路与应用[J].国医论坛,2001,(4):11,12.

[9] 王俊壹,程海波.清热解毒法与以毒攻毒法在肿瘤治疗中的应用[J].中华中医药杂志,2018,33(8）：3417－3419.

[10] 张欢欢,张树辉.清热解毒法治疗原发性肝癌述评[J].中医学报,2018,33(7)：1174－1178.

[11] 唐勇,吴雄,陈静.软坚散结中药成分抗肿瘤机制的研究进展[J].天津中医药,2014,31(6)：382－384.

【肖定洪解答】 肝癌的病机主要是气滞导致血瘀内结。李永健等[1]在对2 060例原发性肝癌患者中医证候分布规律的临床流行病学调查后发现,原发性肝癌常见证候分布依次为肝血瘀阻、脾气虚、肝郁气滞、脾虚湿阻、肝胃不和、脾胃湿热、肝阴虚、肾阴虚等,其中肝血瘀阻、脾虚气滞是肝癌的根本病机。调查还分析了肝癌早、中、晚期邪正之间的关系,发现从早期到晚期,正气越来越弱,而邪气越来越强,病情越来越严重。肝癌各期证候是不断变化的。早期以肝郁气滞、脾气虚为主,中期以肝血瘀阻、肝郁气滞、脾气虚、脾胃湿热等为主,晚期以肝血瘀阻、脾虚湿阻、脾气虚、脾胃湿热、肾阴虚等为主。

《医宗必读·积聚》对积聚分初、中、末三期,并对治疗原则有指导性论述。其云:"初者,病邪初起,正气尚强,邪气尚浅,则任受攻;中者,受病渐久,邪气较深,正气较弱,任受且攻且补;末者,病魔经久,邪气侵凌,正气消残,则任受补。"因此,肝癌的中医治疗策略应结合患者病程长短、疾病分期、严重程度、邪正盛衰等情况,辨明虚实,综合判断。对气滞血瘀者,理气活血;血瘀为主者,活血化瘀;正虚血瘀者,补益正气、活血化瘀;正气羸弱者,则以补益气血为主。《景岳全书》亦云:"治积之要,在知攻补之宜,而攻补之宜,当于孰缓孰急中辨之。"但在祛邪之时,应始终顾护正气,正如《素问·六元正纪大论》云:"大积大聚,其可犯也,衰其大半而止。"

参考文献
[1] 李永健,方肇勤,唐辰龙,等.2 060例原发性肝癌中医证候分布规律的临床流行病学调查研究[J].中国医药学报,2003(3)：144－146,192.

【薛冬英解答】 肝癌病机复杂,张元素言:"壮人无积,虚人有之,脾胃虚弱,气血两衰,四时有感,皆能成积。"《医宗必读·积聚》曰:"积之成也,正气不足而后邪气居之",认为癌肿是由于机体正气不足,脏腑功能失调,导致气滞、血瘀、痰凝、毒聚而形成。总的来说,肝癌脏腑定位于肝脾,其病因病机不外乎虚实两端,在其发生发展中肝郁脾虚为启动因素,络脉瘀阻为重要环节,而癌毒胶着为肝癌缠绵难愈的症结所在。临证时,各医家又有不同经验心得,各有所侧重。谢兆丰[1]认为肝癌之病机关键系肝郁脾虚,肝癌是正虚为本,主要是脾虚,病久累及肾阴肾阳,气滞、血瘀、痰凝、湿毒相互胶结为病理基础的顽症痼疾,其重点在于"虚"与"瘀"。钱英[2]认为"虚损生积、毒瘀内结"是肝癌最重要、最基本的病机,其将肝癌辨证为虚实夹杂证,虚证要素以肝、脾、肾气阴两伤最为常见,实证要素以毒瘀最为突出,治法强调扶正解毒化瘀,扶正以滋补肝肾、益气健脾为主,祛邪则以解毒化瘀为重,且强调扶正祛邪并重,或扶正重于祛邪。可见肝癌的发病是一个复杂的过程,肿瘤不同的发展阶段呈现不同的临床特点和病机特色。因此,强调"动态观",辨证分析肝癌不同阶段的动态变化特点,把握每个阶段的病机变化关键,注意辨证与辨病的有机结合,准确灵活地应用中医的各种治疗方案,方能取得较为满意的疗效。

参考文献

[1] 钱祥夕.谢兆丰老中医治疗肝癌的经验之浅谈[J].中医临床研究,2011,3(2):905.
[2] 张秋云,车念聪,高连印.钱英辨治肝癌术后临床经验[J].北京中医药,2010,29(12):905.

【徐列明解答】 鉴于肝癌细胞对化疗不敏感,故我不认为应用中药清热解毒攻邪之品合适,"以毒攻毒"的说法范围太过宽泛,缺乏针对性。我信服于尔辛教授的健脾扶正治疗肝癌的方法。《脾胃论·脾胃虚实传变论》云:"脾胃之气既伤,而元气亦不能充,而诸病之所由生也。"《脾胃论·脏气法时升降浮沉补泻之图》又云:"百病皆由脾胃衰而生也,毫厘之失,则灾害立生。"重视对后天之本的培补,扶助抗病的正气,以正抑邪、以正祛邪,可能是比较好的方法。我用此法治疗肝癌患者,有几位收到较好疗效。例如,钱某,男,72岁,2014年7月11日初诊。患者系巨块型肝癌,无法进行手术治疗,就诊时腹胀痛两月余,伴有发热,大便日行多次,胃纳差,腹水征阳性,舌淡苔薄黄,脉细。证属脾虚湿滞,气滞血瘀。患者正气已虚,邪气炽张,故肿块发展迅速。此种情况下,如果一味破瘀散结、清热解毒,对于正气已虚,根深蒂固的恶性肿瘤非但无益,反而徒伤其正,加速病情恶化。我以健脾行水,甘温除热为大法,6周后热退,1年后超声检查证实腹水完全消退。后一直以健脾益气为主汤剂治疗,至今已4年,患者一般情况好,2018年5月12日当地医院查总胆红素25.0 μmol/L,血小板计数 98×10^9/L,甲胎蛋白 3.9 ng/mL,HBV-DNA < 500 cps/mL。超声影像学检查显示:肝癌治疗后改变,(占位肝右叶 27 mm×23 mm,肝前叶 23 mm×18 mm);肝硬化,脾大(50 mm×135 mm),实现了带瘤生存的目标。

第33问 中药如何延长中晚期肝癌患者的生存期?

肝硬化患者并发肝癌,常失去手术指征。索拉非尼等西药虽可延长中晚期肝癌患者一些生存时日,但副作用大,难以足量应用,影响疗效。中药能使部分中晚期肝癌患者带瘤生存,延长数年生命,如何遣方用药?

【徐列明解答】 肝癌是常见的恶性肿瘤,由于起病隐匿,早期没有证候或证候不明显,进展迅速,往往确诊时大多数患者已经处于局部晚期或发生远处转移,治疗困难,预后较差。针对中晚期肝癌患者的临床特点,我认为气阴亏虚应是主要病机,治疗重在扶助正气,反对一味地攻伐。我以此观点用中药施治不能手术治疗的肝硬化并发中晚期肝癌的患者,生存最长已超过5年。

肝硬化患者并发肝癌,亦属癥积。肝癌与肝硬化的临床表现相似,因肝癌多在肝硬化的基础之上发生,病情进展更快。古人云:"正气存内,邪不可干""壮人无积,虚人则有之",患者多因体内正气不能制约邪气,才会罹患癌病,此观点与西医免疫监视功能下降致癌肿发生的观点不谋而合。因此,我认为肝癌的形成是内外因共同作用的结果,其内因主要是脾失健运、肝失疏泄,外因主要是湿、热、毒等邪气侵袭,病理因素涉及"湿、热、痰、瘀、毒、虚"等多个方面,病机上不但复杂,而且互相对立。尤其是肝癌发展到中晚期,这种情况就更加明显,一方面毒邪斥张,表现为身目黄染明显,胁下积块较大,且伴有剧烈疼痛,脉虚弦滑而数;另一方面正气已显不支,气阴耗伤明显,主要表现为口干,神疲乏力,纳差食少,舌红、质干、少苔等,病机上呈现虚实夹杂之象。

对于肝癌的治疗,我主张扶正以御邪,通过调理脾胃,加强运化,使气血生化有源,正气得复。肝癌患者由于湿热毒邪侵蚀,正气本已不支,加之手术及放、化疗,正气更加衰弱。此时治疗的着眼点不应再是肿瘤,而应顾护衰弱的正气,只有正气充足,才有继续与邪气争斗的机会,否则,正气消亡,人安能存?我不赞成一味地清热解毒,尤其反对处方用药一味地堆砌现代药理学研究具有抗肿瘤效应的中药,那样只会适得其反,既戕伐脾胃,又损伤正气,不利于延长生存期。

肝癌的治疗,贵在早发现、早治疗,不能因医者的疏忽,等肝癌到了中晚期才被发现,这会贻误治疗,影响患者的生存。故鉴于肝硬化患者中肝癌的发病率高,我们在门诊治疗肝病时须警惕肝癌的发生,每3个月需做血液生化检查和超声等常规检查,一旦发现肝癌的疑似表现,借助于现代医学的诊断技术,如MRI或CT的上腹部增强扫描,或肝脏超声造影,可及时发现早期癌变。此时患者常无证可辨或仍是原有证候,辨证施治当遵循"肝病实脾"的古训,多从培补后天之本入手调治,辅以补益先天之本。辨证遣方用药类同肝硬化的治疗。然而虑于肝癌细胞侵袭迁移的特性,恐其循血道扩散转移,故建议慎用活血化瘀之品。当肝硬化并发肝癌时,其矛盾的主要方面已从肝纤维化转为肝癌,故预防癌肿的复发或确保患者带瘤生存乃当务之急,活血化瘀抗肝纤维化宜暂缓。如果患者手术后肝癌2年未复发,或经治后瘤体缩小、消失,此时方可考虑用扶正化瘀之法抗肝纤维化治疗。

【赵长青解答】 原发性肝癌预后差,生存期短,死亡率居高不下。目前肝癌主要的治疗方法首选手术,此外还有介入疗法、放射治疗和靶向治疗。对于晚期肝癌患者,手术和介入治疗的条件可能都已不具备,靶向药物治疗对晚期肝癌有一定的作用,但其费用昂贵,且有一定的副作用,影响患者的生活质量,部分患者不能耐受,限制了其应用范围及长期应用。中医药协同肝癌的手术、放疗、化疗起辅助治疗作用,但在晚期肝癌的姑息治疗中作用独特。对于晚期IV-B期肝癌患者,更适宜单纯中药辨证论治[1]。中医药可以作为现代医学的替代疗法治疗部分肝癌患者,特别是不能或不愿手术或放、化疗的老年肝癌患者。众多医家的研究都表明,中医药能改善肝癌患者,尤其是中晚期肝癌患者的生活质量,延长生存率和中位生存期[2]。

肝癌有正气亏虚为本,气血湿热瘀毒互结为标的虚实错杂的病机特点,属"本虚标实"之证。治疗当根据"标本"的缓急而有所偏重。对于晚期肝癌患者,自始至终当以扶正为主,适时适量祛邪。治标实勿忘其本虚,治本虚勿忘其标实,做到标本兼顾,有所侧重。通过扶正可提高机体抗病能力,充分调动机体自身免疫力,以补助攻。肝癌的治疗必须从肝、脾入手,注重健脾益气,调节运化功能,不能孤立地治肝而不调脾。脾胃为后天之本,"得胃气则生,失胃气则亡",因此,用药时,药味当求平和,以顾护为期。肝癌患者多存在情志抑郁或恼怒,伴有不同程度的肝郁气滞症状,肝经疏泄不畅,气机阻滞,治疗时要用疏肝理气药,但也不宜疏泄太过,宜以疏肝解郁配柔肝养阴之法。大多数抗肿瘤中草药均有一定的毒性,选药时需要慎重,慎用大毒之品,以免损伤肝、肾功能。肝癌患者,大多数已不同程度地存在肝功能减退,肝脏解毒功能也受到影响。"大毒治病,十去其六""无使过之,伤其正也"。

对于不能根治的晚期肝癌,中药治疗重点不是改变瘤体大小,而是最大限度地改善患者临床症状,稳定或减缓肿瘤生长速度,让患者带瘤生存。对晚期肝癌患者来说,保证生活质量是中医治疗的第一重要目标。某些治疗方法如介入疗法,虽然能在一定程度上缩小肿瘤,却是以损害肝功能,降低生活质量的代价取得的,其结果是生存时间并不能延长。中医药治疗能够调节整体,扶正祛邪,缓解症状和防止复发,其副作用小而更容易耐受,从而能延长中晚期肝癌患者的生存期及提高他们的生活质量。

参考文献

[1] 张百洪,王湘辉,凌昌全.中药治疗晚期肝癌的生存期分析[J].成都中医药大学学报,2009,32(3):13-16.

[2] 程剑华.全程单纯中医药治疗肝癌的论治思路和临床实践[J].江西中医药大学学报,2018,30(4):45-49.

【张文炜解答】 原发性肝癌被临床发现时多为中晚期,预后差。所谓晚期肝癌,是指临床已明确原发性肝癌,同时有明显黄疸或腹水或恶病质或肝外转移病灶之一者,对其治疗已无手术、放疗适应证,化疗亦不敏感。根据临床体会,针对中晚期肝癌患者,中医药治疗为目前主要的有效方法,确能起到延长生存期与提高生存质量的良好效果。

鉴于中晚期肝癌患者病机发展与演变的复杂性,有效延长患者的生存期显得尤为重要。肝癌患者以气血亏虚为本,"固本扶正"是关键,精气的存亡乃邪正斗争的核心,正气盛,则邪气弱;邪气盛,则正气衰,两者此消彼长,需"扶正祛邪,标本兼治"。既要掌握辨证用药原则,又须辨病选药。同时,在辨证论治的基础上还应选择一些具有一定抗肝癌作用的中草药,以加强治疗的针对性。由于晚期肝癌患者存有个体差异,宜辨证施治。

【薛冬英解答】 中医治疗肝癌的优势在于: ① 最大限度地减少并发症。脾功能亢进是大部分肝癌患者最严重的并发症,它可引起血液成分的破坏、凝血功能障碍,加上门静脉高压,致使胃底静脉曲张,极易引起消化道大出血。肝功能异常还会出现蛋白合成不足,造成低蛋白血症,引起大量腹水。肿瘤压迫还会出现胆汁排泄障碍,引起黄疸等。应用中药的健脾理气、清热解毒、软坚散结等治法,多能达到使 AFP 下降、肝功能正常,增加吞噬细胞、T 淋巴细胞、肿瘤坏死因子等的功效[1],促进患者饮食量的增加,消除腹水,祛除黄疸,控制瘤体的继续生长,缓解症状,减轻患者痛苦。② 最大限度地保护肝脏功能。肝脏是人体最大的消化腺,参与机体的各种代谢、生物利用等生理活动。一旦肝功能异常会出现糖代谢、蛋白代谢、脂肪代谢等一系列功能紊乱。经调查发现,大部分肝癌患者是死于肝功能衰竭或因肝功能异常导致门静脉高压引起的消化道大出血。中药治疗能保护肝脏、扶正祛邪和改善症状,使正盛邪退,瘤体稳定或缩小。

参考文献

[1] 李霞,孙莉.中药辨证维持治疗对晚期原发性肝癌患者生存质量和生存率的影响 [J].中国实验方剂学杂志,2015,21(10): 207-211.

第 34 问 **恶性肿瘤手术后,肝硬化该如何治?**

肝硬化患者罹患肝癌的概率较高,癌肿切除后,肝硬化还存在,该如何治?治后肿瘤还会复发吗?

【吴眉解答】　HBV 感染继发的肝硬化患者患肝癌风险明显增加。乙型肝炎在我国广泛流行,多数患者发现肝癌时往往合并有肝硬化。严重的肝纤维化或肝硬化将明显降低肝癌患者的远期生存率,无论肿瘤有无血管侵犯、有无包膜、肿瘤数目多少及肿瘤直径是否>5 cm,肝硬化都是影响肝癌肝切除术后患者长期生存的独立危险因素[1,2]。

由此可见,对于恶性肿瘤术后,抗肝纤维化/肝硬化治疗、抗病毒治疗,以及提高免疫抗肿瘤治疗,都是抑制恶性肿瘤生长,防止复发的有效手段。

1. 抗病毒治疗

核苷类抗病毒治疗是伴有活动性肝硬化 HCC 的有效治疗方法,对改善HCC 预后及术后抗复发均具有重要作用。对于肿瘤较大、多发、肝功能差的失代偿性肝硬化伴 HCC 患者在选择 TACE 治疗前有必要尽早抗病毒治疗。外科手术及各种介入治疗常常能激活 HBV 复制,进一步加重肝脏的炎症、纤维化进程和肝脏免疫调节失衡,导致肝癌复发。HBV-DNA 的连续复制会加重肝细胞的破坏程度,导致上消化道出血及肝功能衰竭等严重的肝硬化相关并发症,甚至导致患者死亡。因此,对于 HBV-DNA 阳性的肝癌术后患者,规范抗病毒治疗是抑制肿瘤复发的重要保护性因素[3~5]。

2. 抗纤维化治疗

在抗纤维化治疗中,中医药有着更大的优势。目前抗纤维化的中草药及中成药疗效及机制已有深入研究。比较有代表性的中药有丹参、冬虫夏草、桃仁、红花、黄芪等[6]。复方制剂以扶正化瘀胶囊、复方鳖甲软肝片、安络化纤丸等为代表。

3. 提高免疫治疗

肝脏是合成补体和免疫球蛋白的重要器官,肝癌发生后的肝脏功能损伤会造成免疫球蛋白、补体合成减少[7]。在接受肝动脉灌注化疗后,肝细胞大量坏死,天然免疫和体液免疫功能进一步受到抑制,Th1/Th2 偏移[8]。在 Th1/Th2 偏移的病理条件下,肿瘤细胞处于逃逸状态,容易发生远处转移和局部复发[9]。而 Th1/Th2 平衡向 Th2 偏移,可进一步削弱机体的免疫功能,加速慢性乙型肝炎病情的进展[10]。有实验显示,胸腺肽 α1 治疗有助于改善 Th1/Th2 偏移状况,增强细胞免疫功能,提高患者远期存活率[11]。

参考文献

[1] Taura K, Ikai I, Hatamo E, et al. Influence of coexisting cirrhosis on outcomes after hepatic resection for hepatocellular carcinoma fulfilling the milan criteria: an analysis of 293 patients[J]. Surgery, 2007, 142(5): 685 – 694.

[2] Abdel-Wahab M, El-Husseiny T S, El-Hanafy E, et al. Prognostic factors affecting survival and recurrence after hepatic resection for hepatocellular carcinoma in cirrhotic liver[J]. Langenbecks Arch Surg, 2010, 395(6): 625 – 632.

[3] Wu C Y, Chen Y J, Ho H J, et al. Association between nucleoside analogues and risk of hepatitis B virus-related hepatocellular carcinoma recurrence following liver resection[J]. JAMA, 2012, 308(18): 1906 – 1914.

[4] Toyoda H, Kumada T, Tada T, et al. Transarterial chemoembolization for hepatitis B virus-associated hepatocellular carcinoma: improved survival after concomitant treatment with nucleoside analogues[J]. J Vasc Interv Radiol, 2012, 23(3): 317 – 322.

[5] Tziomalos K. Effect of antiviral treatment on the risk of hepatocellular carcinoma in patients with chronic hepatitis B[J]. World J Hepatol, 2010, 2(3): 91 – 93.

[6] 何潇,徐海帆.肝纤维化治疗进展[J].医学综述,2009,15(23): 3639 – 3642.

[7] Gruner B M, Hahne H, Mazur P K, et al. MALDI imaging mass spectrome try for in situ proteomic analysis of preneoplastic lesions in pancreatic cancer[J]. PLoS One, 2012, 7(6): e39424.

[8] 彭杰,胡章华,杜驰.动脉灌注栓塞术联合热疗治疗中晚期肝癌 31 例[J].中国药业,2011,20(11): 50,51.

[9] Perruccio K, Bonifazi P, Topini F, et al. Thymosin alpha1 to harness immunity to pathogens after haploidentical hematopoietic transplantation[J]. Ann N Y Acad Sci, 2010, 1194(1): 153 – 161.

[10] 徐爱静,薛建亚,余思雨,等.慢性乙型肝炎患者血清 TGF – β1 含量检测及与肝纤维化、Th1/Th2 免疫水平的相关关系[J].海南医学院学报,2018(2): 195 – 197.

[11] 黄霞.胸腺肽 α1 联合门静脉肝动脉灌注化疗对肝癌术后免疫功能及远期疗效的影响[J].中国药业,2015,24(3): 62,63.

【肖定洪解答】 一项关于肝硬化对乙型肝炎相关性肝癌根治术预后的回顾性研究发现,不伴肝硬化的肝癌患者在肝癌切除术后,复发率及总生存率优于肝硬化的肝癌患者[1]。因此,重视恶性肿瘤手术后肝硬化的防治将有利于改善原发性肝癌术后患者的预后。对乙型肝炎相关肝癌患者,积极抗病毒治疗对控制原发病,改善患者生存率有重要意义。王鹏等[2]研究发现,乙型肝炎相关性肝癌患者术前 HBV-DNA 载量水平为高复制组患者的术后并发症(47.62%)显著高于低复制组患者(17.14%)。骆乐等[3]回顾研究了抗病毒治疗对乙型肝炎相关性肝癌术后肝内复发患者生存状况,发现抗病毒组的中位生存时间为 24 个月(15.6～26.1 个月),对照组的中位生存时间仅为 14 个月(11.2～20.3 个月),两组间有显著差异。鉴于近期的一项回顾性临床研究发现服用扶正化瘀胶囊能改善患者预后[4],我认为肝癌术后可加用扶正化瘀胶囊抗肝纤维化,抑制肝脏纤维化进展,可能使患者得到获益,但尚需研究结果证实。

参考文献

[1] 朱海涛,孙诚谊.肝硬化对乙型肝炎相关性肝癌根治术预后的影响[J].中国现代医学杂志,2018,(2):57-60.

[2] 王鹏,李又春,殷飞.乙型肝炎相关性肝癌患者术前 HBV-DNA 载量水平与术后肝功能恢复的关系分析[J].肝胆外科杂志,2017,(5):370-373.

[3] 骆乐,薛华,罗兰云,等.抗病毒治疗对乙型肝炎相关性肝癌术后肝内复发患者生存状况的影响[J].中国现代医学杂志,2018,(10):89-93.

[4] 戈雪婧,赵长青,徐列明.扶正化瘀胶囊对肝硬化患者生存率的影响[J].中华肝脏病杂志,2017,25(11):834-840.

【张文炜解答】 肝癌的发生与肝细胞的反复损伤、增生、间质性病变,尤其是肝细胞不典型增生有关,这些病理改变,在硬化肝脏的组织中较为突出。肝硬化与肝癌之间的关系非常密切,肝硬化常是肝脏恶性肿瘤的发生源。

肝脏恶性肿瘤术后,患者多正气已损,需根据患者的具体情况,采取补气、补阳、滋阴或补血的方法进行治疗。但在一系列的扶正治疗过程中,需时时注意肝硬化的病机转变,适当结合疏肝理气、活血化瘀、清热利湿、温中散寒、利水消肿等治法,根据正邪在疾病斗争中的关系,决定好补泻的主次与先后。即所谓"邪气盛则实,精气夺则虚""实则泻之,虚则补之"。

【徐列明解答】 肝硬化并发肝癌或其他器官组织的恶性肿瘤,经手术切除、消融、介入、放化疗后,与肝硬化有关的证候又凸显出来,需要我们继续治疗。此时,我通常暂停抗肝纤维化的治疗,仅采用辨证论治的方法,以中药复方消除证候为主,兼顾纠正异常的肝功能。我担心此时如进行抗肝纤维化治疗,有可能抑制包绕新生肿瘤的纤维组织的形成,或者促进"漏网"肿瘤纤维包膜的降解,导致肿瘤复发扩散。为避免抗肝纤维化治疗的得不偿失,我一般临床观察患者 2 年,如期间无明显肝脏肿瘤复发的证据,在征求患者意见之后,再恢复肝纤维化的治疗。必须指出,这种做法没有循证医学的证据,纯粹是我运用专业知识推理后产生的,我觉得比较稳妥。对于那些接受中医药治疗带瘤生存的肝硬化患者,如果 3 年后肿瘤缩小而肝硬化证候突出,可考虑肝纤维化是导致肝癌发生的病理因素之一,为获得更好的疗效,我也尝试在临床定期理化检查的严密监控之下,用中药抗肝纤维化治疗。

第五章 药物性肝病

第35问 如何从中医学角度理解药物性肝损伤的发病机制？

药物性肝损伤问题，近年得到重视，不单一些西药可致肝损伤，有些中药也可引起此类不良反应。目前有关药物性肝损伤的发病机制，多以毒理学理论去揭示。中医学有何观点？

【薛冬英解答】 药物性肝损伤（drug induced liver injury，DILI）临床表现多为乏力、纳差、肝区疼痛、黄疸等，慢性 DILI 可见肝脏肿大、肝掌、蜘蛛痣等体征，在中医学归属于"胁痛""黄疸""积聚"等范畴。中医古代文献中常记载因辨证不准、用药不当等因素导致"胁痛""黄疸"等证，疑为现代 DILI 诊断范畴。《金匮要略》曰："病黄疸，发热烦喘，胸满口燥者，以病发时，火劫其汗，两热所得"，为火劫误汗而发黄。《伤寒贯珠集》载："经曰不宜下而更攻之，诸变不可胜数，或胁痛发黄。"[1]《类证治裁》曰："大抵肝为刚脏，职司疏泄，用药不刚而宜柔，不宜伐而宜和"，如药物过刚或过伐可能导致肝损伤。高晶等[2]将DILI 中医证型分为肝脾不调、湿热壅滞、气滞血瘀、热毒瘀结、肝肾阴虚、虚实夹杂等。黄清杰[3]将其分为毒热炽盛型、湿毒内蕴型、肝郁脾虚型、阴虚型4 种中医证型，并分别予以清肝凉血、解毒散结，清热疏肝、利胆解毒，疏肝理气、健脾和胃，养阴通络、柔肝解毒不同治法。

参考文献

[1] 刘思纯,马博援.药物性肝损害的诊断和治疗现状[J].新医学,2007,38（9）：564-566.

［2］高晶,彭海燕,章永红.药物性肝损伤的中医药研究[J].长春中医药大学学报,
　　2011,27(5):741-743.
［3］黄清杰,李茂星,刘雄.中医治疗药物性肝损伤研究进展[J].西部中医药,2012,
　　25(7):124-126.

【吴眉解答】　肝脏是大多数药物在体内的代谢场所,药物在此进行聚合、氧化、还原等一系列的代谢过程[1]。因此,药物本身及其代谢产物的转运和清除过程极易侵害肝脏,导致 DILI 频发。根据血清 ALT 和 ALP 活性程度,DILI 可分为肝细胞损伤型、胆汁淤积型及混合型药物性肝损害[2,3]。我们可从以下角度理解中医学对药物性肝损伤的发病机制的认识。

1. 病因病机

由于 DILI 的临床表现常为乏力、纳差、肝区疼痛、黄疸等,可将其归属于"胁痛""虚劳""痞块""黄疸"等范畴。某些药物的毒性损害了肝体,使其失于疏泄,致血瘀痰凝,而痰瘀之邪又进一步加重气滞,形成恶性循环。肝与脾同居中焦,肝气郁结,以致脾失健运,痰湿内聚,表现为肝强脾弱、虚实夹杂。

2. 辨证分型

郭玉明等[4]报道显示,DILI 不同分型之间以纳差、厌油、恶心、发热为主要表现的证型与肝细胞损伤型的相关性较大,以皮肤瘙痒为主要表现的证型与胆汁淤积型相关性较大。我认为肝细胞损伤型 DILI 多见肝郁脾虚、肝胃不和证,胆汁淤积型 DILI 多见肝胆湿热证,混合型 DILI 可能涉及肝郁脾虚、肝胃不和、肝胆湿热、下焦湿热等证型。

3. 体质与药肝的相关性

鉴于中医体质与某些慢性肝病有着密切相关性,如阴虚质和气虚质 HBV 感染者容易出现进展性肝纤维化[5],而脂肪肝患者的中医体质分型中以痰湿质、气虚质居多[6],因此,DILI 患者的体质状况也可能与发病存在一定的联系。

参考文献

［1］王伯祥,张赤志,聂广.肝胆病中西医诊疗学[M].北京:中国中医药出版社,
　　2000:243.
［2］Navarro V J, Senior J R. Drug-related hepatotoxicity[J]. N Engl J Med, 2006,
　　354(7):731-739.

［3］Bénichou C. Criteria of drug-induced liver disorders. Report of an international consensus meeting［J］. J Hepatol, 1990, 11(2)：272－276.

［4］郭玉明,张宁,毕京峰,等.1 119 例药物性肝损害患者中医证候规律分析［J］.中医杂志,2015,56(7)：575－578.

［5］苟运浩,过建春,施军平,等.中医体质与慢性 HBV 感染者肝纤维化的相关性探讨［J］.中国中医药科技,2009,16(4)：249.

［6］王慧英,李红梅,杨蓓,等.141 例脂肪肝患者的中医体质类型分布特点及其与证候的关系［J］.北京中医药大学学报,2010,33(7)：500－502.

【肖定洪解答】　药物性肝损属于中医学"药邪"的范畴。"药邪"一名首见于《儒门事亲·痿》,指的是因药物加工、使用不当而引起疾病发生的一类致病因素。

张景岳《类经·疾病类·五脏病气法时》中写道:"药以治病,因毒为能""所谓毒者,以气味之有偏也……气味之偏者,药饵之属是也,所以去人之邪气……欲救其偏,则惟气味之偏者能之,正者不及也"。但如果应用不当则会产生"药邪"。

中医学理论中虽无明确的 DILI 相关论述,但古代医家关于"毒"和"药邪"的阐释无不与药物性肝损的发病机制契合。《景岳全书》"无是病而用是药,则元气受之矣"的论述恰能有助于我们从中医学角度理解 DILI 的发病机制。古代医家在用药治疗时非常强调合理用药,如徐大椿《用药如用兵论》云"虽甘草、人参,误用致害,皆毒药之类也";凌奂《本草害利》云"凡药有利必有害,但知其利不知其害,如冲锋于前,不顾其后也"。因此,我们在临床须合理用药,减少 DILI 发生。

【徐列明解答】　药物性肝损伤是近年来逐渐得到重视的问题,有许多临床常用的中西药物,被发现有肝毒性,可造成药物性肝损伤。受时代所限,传统中医学对此问题认识不多,如《本草纲目·五味宜忌》中仅提到"肝病禁辛""味过于辛,筋脉沮绝,精神乃失,筋急而爪枯。"现代明确有肝毒性的黄药子,《本草纲目》中载为苦、平、无毒,可泡酒、水煎服、研末吞服或外用等。与 DILI 直接联系得上的是"柴胡劫肝阴"之说。肝体阴用阳,劫肝阴就是损伤肝脏。有动物实验显示,柴胡可在一定程度上造成肝脏损伤。以柴胡为君药的小柴胡汤临床致肝损伤的比例较高。实际上,我们很难从中医学角度认识 DILI。

建议在应用中药之时,要注意中药的四气五味和升降沉浮药性,逆用可能导致不良反应,其中可能包括 DILI。宜尽量按常规剂量组方,过量应用不一定能增强疗效,反而可增加某些中药的肝毒性。如我们的肝损伤急性实验显示栀子相当于临床用药 18 g 的剂量,即可造成小鼠的肝损伤。中药经过适当的炮制,能消除或减低药物的毒性或烈性,如半夏、何首乌须经过炮制后才能应用,临床发现的制半夏、制何首乌的肝毒性,很可能与其炮制的不规范有关。土三七的药用植物与三七完全不同,其造成的肝损伤与中药三七毫无关联。而中药的规范炮制和避免伪劣中药的鱼目混珠等方面的监管,已超出中医药学的范畴。

第 36 问　肝毒性明显的中草药有哪些?

近年来,随着中草药在国际范围内的广泛使用、国家药品不良反应监测体系的不断完善,以及民众对药品不良反应关注度的大幅提高,中草药相关肝损伤的报道呈升高趋势。肝毒性明显的中草药有哪些? 临床应用该采取怎样的措施?

【赵长青解答】　目前已知的可能引起肝损害的中药有黄药子、雷公藤、千里光、苍耳子、川楝子、贯众、防己、芫花、潼蒺藜、土荆芥、艾叶、草乌、野百合、大白顶草、蓖麻子、羊角菜子、一叶萩碱、藤黄、大疯子、相思子、常山、望江南子、喜树、钩吻、鸦胆子、五倍子、白及、青黛、大黄、地榆、石蒜、诃子、农吉利、丁香、石榴皮、肉豆蔻、苍术、合欢皮、蒲黄、何首乌(生)、菊三七等。

曾在毒理实验中引起动物不同程度的肝损伤的中草药有马桑叶、四季青、地榆、鱼藤、萱草根、丁香、苦楝皮、天花粉、大白顶草、苍耳子、臭草、野百合、轻粉、海藻、斑蝥等。

一些外用中草药误服后可致不同程度的肝损害,如鱼胆、鱼藤、雄黄、生棉籽油、桐籽及桐油等。

已有报道能导致肝损害的中成药有大柴胡汤、小柴胡汤、防风通圣散、疳积散、雷公藤多苷、雷公藤片、壮骨关节丸、追风透骨丸、尪痹冲剂、复方青黛丸、壮骨伸筋胶囊、骨仙片、牛黄解毒片、天麻丸、消银丸、克银丸、白癜风胶囊、消核片、华佗再造丸、大活络丹、穿山甲片、逍遥丸、连翘败毒丸、消癣宁等。在以上引起中药性肝损害中药方剂中,以治疗皮肤病的中草药居首位,其次为抑制免疫反应、抗风湿的方剂。此外,还有一些中医理论认为长期服用容易损伤正气的软坚散结、化瘀或破瘀的中药[1,2]。

为避免中草药的肝毒性作用,医师在用药前必须了解患者基本情况,详细询问疾病史和用药史,特别是有无过敏史及肝病史;注重对特殊人群的主要药物种类的选择和剂量的调整;熟悉药材性质,尽量减少同类药并用;加强用药过程中的监护,尤其在不得不使用某些已知有肝毒性药物过程中,对于肝功能异常者,要及早发现,立即停药并予以相应治疗。

参考文献

[1] 王学勤奋,李丰林,张维国.中药药物性肝损害研究进展[J].亚太传统医药,2015,11(5):35,36.

[2] 刘平,袁继丽,倪力强.重视中药的肝损伤问题[J].中国新药与临床杂志,2007,26(5):388-392.

【平键解答】　我了解的文献报道可引起肝损伤的中草药有以下一些,供临床处方时参考。

单味中药主要有卫矛科的雷公藤、昆明山海棠;菊科的土三七、苍耳子、款冬花、千里光;天南星科的石菖蒲、半夏、白附子;豆科的番泻叶、苦参、山豆根、野百合、决明子;蓼科的虎杖、何首乌、黄药子、马钱子、鸦胆子、罂粟壳、土茯苓;以及银杏叶、芦荟、艾叶等。有毒矿物药包括朱砂、雄黄、砒霜、胆矾、铅丹、密陀僧等。动物药包括熊胆粉、鱼胆、蛇胆、蛇毒、斑蝥、蟾酥等。

常见中草药复方制剂包括牛黄解毒丸、六神丸、壮骨关节丸、天麻丸、鱼腥草注射液、双黄连注射液、穿琥宁注射液、复方丹参素注射液、银屑散、养血生发胶囊、补肾乌发胶囊、湿毒清、消癣宁、龙蛇追风胶囊、壮骨伸筋胶囊、养血伸筋胶囊、九分散、追风透骨丸、骨仙片、地奥心血康等。

尽管较多中药有引起肝损害的危险,但并不是说不能使用,正如很多西药说明书中标注有肝损伤的不良反应一样,临床上仍可辨证施治,选择使用,但须定期监测肝功能,密切关注不良反应的发生,将损伤降低到最低限度。

【吴眉解答】　目前,中医药界普遍认同的对肝脏有毒性作用的中药,按照其所含的主要成分分类,主要有以下几类[1,3]。

1. 生物碱类

生物碱为一类含氮有机化合物,普遍存在于各科植物中,具有很强的生理活性。对机体具有毒副作用的生物碱大多数侵害中枢神经系统及植物神经系统,但也有一些生物碱具有典型的肝脏毒性,如主要存在于千里光及千里光属植物中的吡咯里西啶生物碱(pyrrolizidine alkaloids, PA),1,2-不饱和吡咯里西啶生物碱,具有肝脏毒性和致突变性。

某些菊科植物,如菊三七(土三七)也含有多种PA,因而也具有与千里光属植物类似的肝脏毒性。

2. 苷类

苷是由糖和非糖部分结合而成的一类化合物。其中皂苷有局部刺激作用,有的还有溶血作用或肝毒性,如三七、商陆、黄药子等。

3. 萜与内酯类

萜类是具有(C5H8)通式、含氧,并具有不同饱和度的烃类衍生物,在自然界分布广泛、种类繁多。不少萜类化合物对肝脏有明显毒副作用,但肝损伤机制还不甚明了。川楝子是含萜类肝脏毒性中药中最典型的一类药物。

除了上面提到的萜类物质外,某些含挥发油中药也具有一定的肝脏毒性作用,如艾叶就是一种较典型的该类肝脏毒性中药。其有效成分是其所含的挥发油,进入肝脏后能引起肝细胞代谢障碍,导致中毒性肝炎。

4. 毒蛋白类

毒蛋白主要存在于一些中药的种子中,如苍耳子、蓖麻子、望江南子等。

动物源中药中也有一些药材含有一定量的毒性动物蛋白能损伤肝脏,如蜈蚣。

5. 鞣质类

鞣质是复杂的多元酚类化合物,广泛存在于各种植物,一般分为缩合鞣质和可水解鞣质。研究表明,缩合鞣质的毒性较低,对肝脏无毒或只有轻度损害,而可水解鞣质的毒性较高,对肝脏有严重的损害作用,如五倍子、石榴皮、诃子等。

6. 重金属类

中药材中一般均含有一定量的重金属成分,其含量受种植条件、炮制工艺、炮制器具的影响很大,有较大的随机性。但朱砂、雄黄、铅粉则毫无疑问具有较大的肝脏毒性。

7. 含多种有毒成分的中药

中药的物质组成非常复杂,某些肝脏毒性中药往往含有多种对肝脏有损伤的成分,其对肝脏的损害是多种成分综合作用的结果,雷公藤就是这类中药的典型代表。

参考文献

[1] 陈成伟.药物性肝病(续)[J].东南国防医药,2004,6(5):321-324.
[2] 沈映君.中药药理学[M].上海:上海科学技术出版社,1997:1-3,15-18,50-58,60-68.
[3] 岳川一.七大类中药会伤肝[DB/OL].http://www.360doc.com/content/16/0521/19/4439966_561142649.shtml[2016-5-21].

【肖定洪解答】 我工作以来在临床上分别经历过何首乌、黄药子、土三七致肝损案例各1例。其中关于黄药子致肝损伤案例印象深刻。一位乳腺癌术后化疗后患者被初诊为化疗致肝损伤,于我院行保肝治疗。我在接诊时了解病史,已排除病毒性肝炎可能,但患者末次化疗时间距本次住院已1年余,且多次保肝治疗,停药后ALT、AST屡次异常。问诊时了解到患者目前尚在服用中药防治乳腺癌。翻阅其记录发现中药中含有黄药子。遂告知家属停服中药,同时保肝降酶治疗,其后多次复查肝功能均正常。因此,在临床接诊肝功能异常患者时,一定要详细询问患者近期用药史及服用保健品史。

需要特别注意的是,马兜铃酸类中草药的肝毒性。Alvin等[1]2017年在Sci Transl Med发表关于马兜铃酸及其衍生物与肝癌相关性的论文,引起国内外极大关注。研究者对亚洲各地肝癌样本进行基因检测,发现肝癌与马兜铃酸诱导的细胞突变相关。由此提出中药中的马兜铃酸及其衍生物可能是肝癌发生的重要风险因素。2018年4月,Chen[2]等开展一项基于我国台湾地区以慢性HBV感染人群为研究对象的回顾性队列研究,了解研究期间患者马兜铃酸中药制剂使用情况;随访患者,分析慢性HBV感染患者使用含马兜铃酸中药制剂与肝癌发生风险的相关性。研究发现,与未摄入含马兜铃酸中药制剂的慢性HBV感染患者相比,摄入含马兜铃酸中药制剂的慢性HBV患者发生肝癌的校正风险比显著增加,并有显著的量效关系。基于此,我建议在临床治疗病毒性肝炎患者,尤其是乙型肝炎患者时,不要选用含有马兜铃酸的中成药或中药饮片。即使必须应用,也应短期、小剂量使用。常见的含有马兜铃酸的中药饮片有广防己、马兜铃、天仙藤、关木通和青木香。

参考文献

[1] Ng A W T, Poon S L, Huang M N, et al. Aristolochic acids and their derivatives are widely implicated in liver cancers in Taiwan and throughout Asia [J]. Science Translational Medicine, 2017, 412(9): eaan6446.

[2] Chen C J, Yang Y H, Lin M H, et al. Herbal medicine containing aristolochic acid and the risk of hepatocellular carcinoma in patients with hepatitis B virus infection [J]. International Journal of Cancer, 2018, doi: 10.1002/ijc.31544.

 药物性肝病,尤其是中药导致的药物性肝损伤,还可以用中药治疗吗?

虽然中药治疗肝病有独特的疗效,但是肝脏已被某种药物损伤后,如再用中药去治疗药物性肝病时心存顾虑,会否加重肝损伤?

【平键解答】 药物性肝病(DILI)是指在药物使用过程中,因药物本身或/及其代谢产物或由于特殊体质对药物的超敏感性或耐受性降低所导致的肝脏损伤,中草药相关肝损伤(herb-induced liver injury,HILI)则单指中草药在使用过程中诱发的肝损伤。DILI 范围涵盖了 HILI。近年来 HILI 发病增加,引起了医学领域的重视,相关诊疗指南均已发布[1],近日,国家药监局发布了《中药药源性肝损伤临床评价技术指导原则》[2]。

DILI 及 HILI 患者,是否可用中药治疗呢? 答案无疑是肯定的。DILI 的临床表现与其他肝病一样,并无明显特殊,临床诊断常常需在排除其他导致肝损伤的病因后,结合用药史综合判断。药物选择并无特别,常用药物包括抗炎保肝药甘草酸制剂、水飞蓟素、双环醇等;抗氧化药物谷胱甘肽、硫普罗宁等;促进胆汁排泌药物熊去氧胆酸、腺苷蛋氨酸等。其中甘草制剂、水飞蓟素、双环醇均来源于中草药。

依据 DILI 患者的临床症状,也可采取辨证与辨病相结合的方法。常见的中医证型中,肝郁脾虚型治则为疏肝健脾;黄疸湿热型治则为清热利湿退黄;寒湿瘀阻型治则为温化寒湿、活血化瘀;气滞血瘀型治则为疏肝理气、活血化瘀;肝肾阴虚型治则为滋补肝肾。治疗宜选用安全性好、疗效确切的中药汤剂或中成药制剂。常用中成药品种有护肝宁片、当飞利肝宁胶囊、逍遥丸、六味五灵片、熊胆胶囊、五酯片等。

大量的文献报道了中医药在 DILI 治疗上的优势。例如,柴智等[3]发现逍遥散对雷公藤所致急性肝损伤有良好的保肝作用,并发现其机制是提高CYP450 酶对雷公藤的代谢解毒能力,进而抑制下游损伤途径。许多文献报道护肝片可用于由抗结核药、他汀类化疗药等多种药物引起的肝损伤,能显著改善药物肝损伤患者的临床症状,有较强的修复损伤肝细胞,降低血清转氨酶[4~6]作用。常规基础治疗加用护肝片治疗 DILI 患者的疗效优于常规基础治疗。

综上,中药对 DILI 和 HILI 均有很好肝脏保护作用,临床尽可放心使用。

参考文献

[1] 肖小河,李秀惠,朱云,等.中草药相关肝损伤临床诊疗指南[J].中国中药杂志,2016,41(7):1165-1172.
[2] 国家药品监督管理局.中药药源性肝损伤临床评价技术指导原则.临床肝胆病杂志,2018,34(7):1403-1409.
[3] 柴智.逍遥散对雷公藤致大鼠肝毒性的保护作用及其机制研究[D].武汉:湖北中医药大学,2012.
[4] 赵蕾.葵花护肝片联合瑞舒伐他汀治疗高脂血症的临床观察[J].中国实用医药,2016,11(2):131,132.
[5] 谢秋平.复方甘草酸苷联合护肝片对抗结核药所致肝损害疗效观察[J].中国实用医药,2011,6(36):125-127.
[6] 刘启荣.护肝片在防治抗结核药物所致肝损伤的临床应用[J].中国热带医学,2011,11(12):1520,1521.

【周扬解答】 中草药在我国应用广泛并具有良好的群众基础,是中医理论和实践的重要组成部分,人们在接受其有效性和安全性的同时往往忽视了它的毒性。目前,越来越多的相关报道显示部分中草药具有一定的毒理作用,可使多种脏器出现损害。正是基于这样一种客观认识,我认为 DILI,尤其是中药导致的 HILI,宜尽量避免使用中药治疗。原因有二:一是中药本身成分复杂,即使是单味中药,其中所含药物成分也是十几种到几十种,如果是中药复方就更复杂,组合起来的药物成分可能上百种,如此繁多的成分很难判断哪些可能会对患者造成损伤,把握难度非常大,无形中也增加了患者发生肝损伤的风险。二是患者的个体因素难以把握。同样的药物在不同人身上反应不一样,为什么有的人就容易发生肝损伤,是遗传背景的因素?还是和年龄性别有关?现在还不明确。而且,目前也没有理想的生物标志物用于判断 DILI 的发生,区分药物性肝损伤的严重程度。很多时候我们只能是在使用中药之后观察其后续反应,对与不对完全是一种未知的状态,很显然,这不利于患者的治疗。

【吴眉解答】 在药物使用过程中,如出现肝损的情况,应及时停止可疑药物的使用,并做相对应的治疗。如考虑是由于中药引起的肝损伤,我认为需要停止所有中药的使用。其一,各味中药所含成分众多,不同草药间可能有相类似的成分,继续使用唯恐再次损伤肝脏。其二,多味中药在煎煮中,可能发生有效成分的相互作用,目前仍未探知,因此,应尽量避免再次使用中药治疗HILI。

【徐列明解答】 无论是西药还是中药造成的肝损伤,都是因其肝毒性或激发的超敏反应所致,DILI 一般是可逆的,立即停用可疑药物是治疗的首要措施。如果临床证候和肝功能损伤明显,或者停用可疑药物后病情未能缓解甚至继续进展,则需要保肝抗炎药物治疗。有些 DILI 表现出脂肪肝的临床特征,可以按脂肪肝治疗。如果肝损伤迁延不愈,发展为肝纤维化、肝硬化,甚至诱发肝脏肿瘤,也应作相应的治疗。鉴于目前具有保肝降酶作用的西药不多,尚无抗肝纤维化的西药及有效治疗脂肪肝的西药,中成药特别是针对患者临床证候的中药复方汤剂在肝病治疗中应用广泛。不过在用中药治疗 DILI 和HILI 时,必须注意避免应用或谨慎应用已报道有肝毒性的中药,而且中药剂量不宜过大,以不过多地增加肝脏代谢药物的负担。